HEYNE KOCHBÜCHER

PROF. DR. KLAUS MIEHLKE

DIE RHEUMA-DIÄT

DAS KOCHBUCH FÜR RHEUMAKRANKE

Die richtige Diät auch bei Arthritis, Arthrose, Osteoporose, Gicht und Arteriosklerose

Herausgegeben von der
Deutschen Aslan-Gesellschaft e.V.

Originalausgabe

WILHELM HEYNE VERLAG

MÜNCHEN

HEYNE KOCHBUCH
07/4617

2. Auflage

Herausgegeben von der
Deutschen Aslan-Gesellschaft e.V.

Copyright © 1990
by Wilhelm Heyne Verlag GmbH & Co. KG, München
Printed in Germany 1991
Umschlaggestaltung: Atelier Ingrid Schütz, München
Umschlagfoto: Fotostudio Teubner, Füssen
Innenfotos: Andreas Bischof, Castrop-Rauxel
Copyright © für die Innenfotos by GIP e.V., Dortmund, 1990
Art Direction: Johannes Haneke, Dortmund
Die Gerichte wurde gekocht von Küchenmeister Engelbert Beule.
Satz: Schaber, Wels
Druck und Bindung: R.M.O. Druck, München

ISBN 3-453-04391-X

INHALT

Abkürzungen und Erläuterungen:

Wo nicht anders angegeben, gelten die Rezepte für 1 Person.

EL = Eßlöffel
TL = Teelöffel
Msp = Messerspitze
l   = Liter
dl = Deziliter = $\frac{1}{10}$ l
g   = Gramm
mg = Milligramm = $\frac{1}{1000}$ g
μg = Mikrogramm = $\frac{1}{1000}$ mg
i.D. = im Durchschnitt
i.T. = in der Trockensubstanz (z.B. bei Käse)
–   = annähernd oder praktisch 0
kcal = Kilokalorie = 4,184 kJ (Kilojoule)

Die vorliegenden Diätempfehlungen sind auch angeraten bei

- Arthritis
- Arthrose
- Osteoporose
- Gicht
- Arteriosklerose

Vorwort

Da die Ursachen der meisten rheumatischen Erkrankungen trotz erstaunlicher Fortschritte der wissenschaftlichen Forschung gerade auf diesem Gebiet noch immer nicht bekannt sind, ist eine echte Heilung dieser Krankheit nur selten möglich. Dieser bitteren Erkenntnis müssen sich viele Betroffene stellen — insbesondere diejenigen, welche an chronisch-entzündlichen Formen rheumatischer Erkrankungen leiden, denen der Arzt durch geeignete Maßnahmen zwar Linderung verschaffen und die Krankheitsfolgen eindämmen kann, die sich andererseits aber in vielen Fällen zeitlebens einer Behandlung unterziehen müssen. Ganz von selbst ergibt sich dann beim Patienten die Frage: Was kann ich selbst tun, um die Folgen meiner Krankheit zu meistern? Zwangsläufig taucht dabei auch das Problem der richtigen Ernährung auf. Neuere wissenschaftliche Erkenntnisse auf diesem Gebiet, gepaart mit jahrzehntelager ärztlicher Erfahrung als Rheumatologe haben uns jetzt ermutigt, das vorliegende Buch zu schreiben. Jeder Rheumatiker, der entschlossen ist, seine Lebensweise konsequent auf seine Krankheit einzustellen und den hier gegebenen Empfehlungen zu folgen, sollte aufmerksam erst das Kapitel »Zur Einführung« lesen, bevor er an die praktische Durchführung seiner Diät geht. So wird bei ihm das Verständnis für wichtige Zusammenhänge geweckt und die Einhaltung unserer Empfehlungen erleichtert. Er wird dann auch erkennen, daß das vorliegende Buch keineswegs zur ausschließlichen Selbstbehandlung verleiten soll, sondern selbstverständlich nur als zusätzliche Hilfe für die vom Arzt verordneten medikamentösen Maßnahmen gedacht ist.

Zur Einführung

Jedem Arzt, der sich mit der Behandlung chronischer Krankheiten befaßt, stellt sich im Rahmen des von ihm für seinen Patienten aufgestellten Therapieplanes auch die Frage, ob im Einzelfall die Einhaltung einer bestimmten Diät hilfreich sein könnte.

Solch wichtigen Fragen wurde zweifellos über sehr lange Zeit eine eher untergeordnete Bedeutung beigemessen, solange die Forschung im Verlauf dieses Jahrhunderts in der Lage war, uns immer neue, wirkungsvolle und besser verträgliche oder leichter dosierbare Medikamente zur Verfügung zu stellen. Diese ermöglichten es jedoch nur scheinbar, das anvisierte Therapieziel schneller und unter Beibehaltung des bisherigen bequemen Lebensstiles zu erreichen. Oft wurde nämlich übersehen, daß Medikamente verständlicherweise meist erst dann zum Einsatz kommen, wenn die Krankheit erkennbare Symptome zeigt und damit offenbar wird, daß bereits irreparable Dauerschäden eingetreten sind.

Viele Jahre hindurch wurde zu wenig beachtet, daß bei bestimmten Völkern, die durch ihre Umweltbedingungen gezwungen sind, sich völlig anders zu ernähren, als wir es gewöhnt sind, bestimmte chronische Zivilisationskrankheiten statistisch wesentlich seltener auftreten als bei uns. Als Beispiel möge die Arteriosklerose und in deren Gefolge die koronare Herzkrankheit gelten. Der epidemiologische Beweis für den Zusammenhang von Ernährung und Koronarerkrankungen ergab sich aus der Beobachtung, daß diese Krankheit bei den Eskimos in Grönland und ebenfalls bei Japanern, die sich vorwiegend von fettem Fisch ernähren, kaum vorkommt.

Nachfolgende, über Jahre laufende wissenschaftliche Studien Oslo-Studie, Helsinki-Studie, Dayton-Studie, Minnesota-Coronary-Survey-Studie) erbrachten dann den exakten statistischen Beweis für die Zusammenhänge von Ernährung, koronarer Herzkrankheit und Überlebensrate.

So wird verständlich, daß unser Interesse für die Einhaltung einer gesunden Ernährung auch im Hinblick auf andere »große Krankheiten« wie Rheuma und Osteoporose geweckt wurde.

Als die *Diät für Rheumakranke* erarbeitet war, wurde deutlich, wie nützlich eine Umstellung der Ernährung und der sonstigen Lebensgewohnheiten auch für viele andere Krankheiten sein konnte. Wir stellten fest, daß die hier gegebenen Diätvorschläge in erstaunlichem Maße überlappend auch für Arteriosklerose und im Gefolge Herz-Kreislauf-Erkrankungen, Osteoporose und bestimmte Stoffwechselkrankheiten vorteilhaft sind. Das liegt daran, daß diätetische Maßnahmen oft Symptome günstig beeinflussen können, deren Besserung bei all diesen Erkrankungen angestrebt wird. So ist z.B. die Beseitigung von Übergewicht für beinahe alle chronischen Krankheiten sinnvoll und nützlich. Und auch der diätetische Einsatz von hoch-ungesättigten Fettsäuren hat einen sehr günstigen Effekt auf die Präventivmaßnahmen zur Verringerung von arteriosklerotischen, insbesondere koronarsklerotischen Erkrankungen. Die Beispiele lassen sich ergänzen, indem wir den ganzen Vitaminkomplex in unsere Betrachtungen mit einbeziehen. Kurzum, die Wichtigkeit der Ernährungsweise im Zusammenhang mit vor allem chronischen Erkrankungen ist wieder interessant und hochaktuell geworden.

Was speziell die rheumatischen Erkrankungen anbelangt, so waren die Experten über sehr lange Zeit der Ansicht, daß die Ernährung keine oder doch nur eine sehr untergeordnete Rolle im Behandlungsplan spielt, mit Ausnahme vielleicht der Stoffwechselkrankheit *Gicht* und der natürlich immer zutreffenden Meinung, daß Übergewicht vermieden werden sollte. Einen wesentlichen

Einfluß auf die vielen, rheumatischen Erkrankungen primär oder sekundär zugrunde liegenden entzündlichen und/oder immunologischen Prozesse mochte man einer Diät jedoch nicht einräumen.

Diese Ansicht beginnt sich nun vor dem Hintergrund neuer wissenschaftlicher Erkenntnisse zu ändern. Mit dem vorliegenden Buch wird nicht nur der aktuelle Stand des therapeutischen Wertes einer speziellen Rheumadiät aufgezeigt, sondern zugleich ein wichtiges Kapitel im Therapieplan rheumatischer Krankheiten aufgeschlagen, das es zwar früher schon gegeben hat, dem aber viel zu wenig Beachtung geschenkt wurde — wohl weil die wissenschaftlichen Grundlagen noch zu schwach untermauert waren.

Was ist Rheuma?

Unsere Betrachtungen beginnen mit einer auch für Laien verständlichen kurzen Definition dessen, was wir unter rheumatischen Erkrankungen verstehen. Grob vereinfacht kann man die rheumatischen Erkrankungen wie folgt einteilen:

A Entzündliche Gelenk- und Wirbelsäulenerkrankungen, z.B. (Poly-)Arthritis, Spondylitis.
B Degenerative Gelenk- und Wirbelsäulenerkrankungen, z.B. Arthrose, Spondylose.
C Rheumatische Weichteil-Erkrankungen (entzündlich oder degenerativ), z.b. sogenannter »Muskelrheumatismus« (Fibromyalgien), Periarthropathien u.a.

Dazu sollten noch zwei wichtige Stoffwechsel- bzw. endokrinologisch bedingte Krankheiten genannt werden, die zwar nicht eigentlich zu dem Gebiet rheumatischer Krankheiten gehören, die aber doch mit typischen »rheumatischen« Symptomen einhergehen und die durch Diätmaßnahmen günstig beeinflußt werden können:

D Gicht
E Osteoporose

A Die chronische Polyarthritis

Sie ist eine entzündliche Allgemeinerkrankung, die zwar hauptsächlich die Gelenke befällt, aber oft genug auch an anderen Organen im Rahmen einer entzündlichen Gefäßbeteiligung Veränderungen hervorrufen kann. Aufgrund einer ererbten Disposition kann es — wohl begünstigt durch bestimmte äußere Einflüsse — zur plötzlichen Verfremdung körpereigenen Gelenkgewebes aus bisher nicht bekannten Gründen kommen, das damit zu einem sogenannten Autoantigen wird. Dagegen bilden sich Antikörper, und durch einen komplizierten Immunprozeß entstehen schwere Immunkomplexe, die den entzündlichen Zerstörungsprozeß der Gelenke einleiten und unterhalten.

Die Spondylitis ankylosans (Bechterew'sche Krankheit) kommt bevorzugt bei jungen Männern, ebenfalls aufgrund einer ererbten Disposition, vor. Sie spielt sich hauptsächlich an den kleinen Gelenken der Wirbelkörper, den Kreuz-Darmbein-Gelenken und den sehnigen Verbindungen der Wirbelkörper ab. Im Rahmen des hier ablaufenden Entzündungsprozesses kommt es zur Verkalkung von Sehnen- und Knorpelgewebe mit der Tendenz der Einsteifung der Wirbelsäule. Auch diese Krankheit neigt zur Organ-Beteiligung (hauptsächlich Augen und gelegentlich Herzklappen).

Die Psoriasis-Arthritis ist eine Krankheit, welche in Verbindung mit einer Erkrankung an Schuppenflechte (Psoriasis) zu einer in ihrer Art etwas von der chronischen Polyarthritis abweichenden Entzündung der Gelenke oder auch der Wirbelsäule führt. Wichtig ist zu wissen, daß es gar nicht der Patient selbst sein muß, der eine Psoriasis hat — oft findet sich diese Hauterkrankung nur in der Blutverwandtschaft des Patienten. Oder es kann die Polyarthritis lange der schließlich doch hervortretenden Psoriasis vorauslaufen und umgekehrt. Das macht auch für den Kundigen oft die Diagnose schwer und unterstreicht die Wichtigkeit der korrekten Erhebung einer eingehenden Anamnese und Familien-Anamnese.

Die Arthritis bei Darmerkrankungen (Crohn'sche Krankheit, Colitis ulcerosa) kommt im Zusammenhang mit den erwähnten Darmerkrankungen in Gang. Sie ist therapeutisch besonders gut einer strengen Diät zugänglich. Bei Vorhandensein des Erbfaktors HLA-B-27 im Blut des Patienten, der auch für die Bechterew'sche Krankheit typisch ist, kommt es in 15—20% aller Fälle zur Mitbeteiligung der Kreuz-Darmbein-Gelenke an den arthritischen Gelenkprozessen.

B Die Arthrose

ist an sich zunächst ein physiologischer Prozeß. Jeder Mensch unterliegt altersabhängig einer Abnützung seiner Gelenke (Arthrose) oder seiner Wirbelsäule (Osteoporose, Spondylose). Zu einer Krankheit wird die Arthrose erst, wenn sie — meist in Verbindung mit lokalen *entzündlichen* Reizzuständen — Beschwerden verursacht. Man spricht dann von »aktivierter Arthrose«. Da hierbei — wie erwähnt — ein lokaler Entzündungsprozeß im Gelenk eine wesentliche Rolle spielt, spricht man im anglo-amerikanischen Sprachgebrauch auch von »Osteoarthritis«. Auslöser für die Ingangsetzung der Arthrose scheint neben einer auch hierbei möglichen erblichen Disposition eine Gelenk-Überlastung zu sein. Der häufigste Überlastungsfaktor ist das Übergewicht. Aber auch statische Fehlhaltungen, angeborene »Baufehler« eines Gelenkes (Dysplasien), permanente sportliche oder berufliche Überbelastungen, ja sogar Traumen können eine Rolle spielen.

Die Arthrose nimmt ihren Ausgang am Gelenkknorpel. Die Mutterzelle des Knorpels — der Chondrozyt — ist verantwortlich für die Produktion der Grundsubstanz des Knorpels, dem Kollagen und den Proteoglykanen. Dem eigentlichen Arthroseprozeß liegt nun eine Entgleisung der Syntheseleistung des Chondrozyten zugrunde, in dessen Verlauf der bis dahin hochwiderstandsfähige Gelenkknorpel abriebfähig wird. Der dadurch entstandene Knorpeldetritus wirkt als Fremdkörper und es kommt zu dem erwähnten schmerzhaften lokalen entzündlichen Reizzustand — aus der »stummen Arthrose«, die altersentsprechend jeder Mensch haben darf, ist die »aktivierte Arthrose« geworden, der Behandlungsfall. Oder anders ausgedrückt: aus der »Osteoarthrose« ist eine

»Osteoarthritis« geworden. Jeder Therapieversuch bei »aktivierter Arthrose« kann somit immer nur zum Ziel haben, den an sich physiologischen Vorgang der Gelenkabnutzung zu verlangsamen oder vielleicht im Idealfall zu stoppen. Eine Regeneration eines einmal verlorengegangenen Knorpels ist nicht möglich.

C Rheumatische Weichteilerkrankungen

kommen einmal sekundär als Begleitsymptome der vorbeschriebenen und noch zu besprechenden Gelenk- und Wirbelsäulenerkrankungen vor, oder sie entstehen primär als selbständige, teils akut- oder chronisch-entzündliche Krankheiten oder auch als degenerative Weichteilprozesse. Unter den letzteren sind insbesondere die sehr häufig vorkommenden *Periarthropathien* der Schulter-, Knie- oder Hüftgelenke zu nennen. Hier ist es der um das Gelenk herum angeordnete Muskel-, Sehnen-, Kapsel- und Schleimbeutelapparat, der schmerzhaft und anfangs akut entzündlich, später dann degenerativ verkalkend erkrankt und zu mehr oder minder stark schmerzenden Bewegungseinschränkungen der betroffenen Gelenke führen kann.

Unter den muskulären Schmerzzuständen imponiert besonders der vom Laien gerne so genannte *»Muskelrheumatismus«* (Fibromyalgien, Tendomyosen, generalisiertes Fibromyalgie-Syndrom). Man versteht darunter schmerzhafte, mit Steifigkeitsgefühl einhergehende Muskelverspannungen eines einzelnen Muskels oder einer ganzen Muskelgruppe. Bevorzugt sind die Muskelpartien im Nacken-Schulter-Gebiet und in der Lendenregion betroffen. Nässe, Kälte, einseitige Muskelüberbeanspruchung, aber auch lange muskuläre Inaktivität mit nachfolgender Beanspruchung (»Muskelkater«) fördern die Ausbildung solcher muskulären Schmerzzustände. Histopathologisch handelt es sich um degenerative Veränderungen im muskulären Bindegewebe mit Abdrosselung der lokalen Gefäße und daraus resultierende lokale Sauerstoffman-

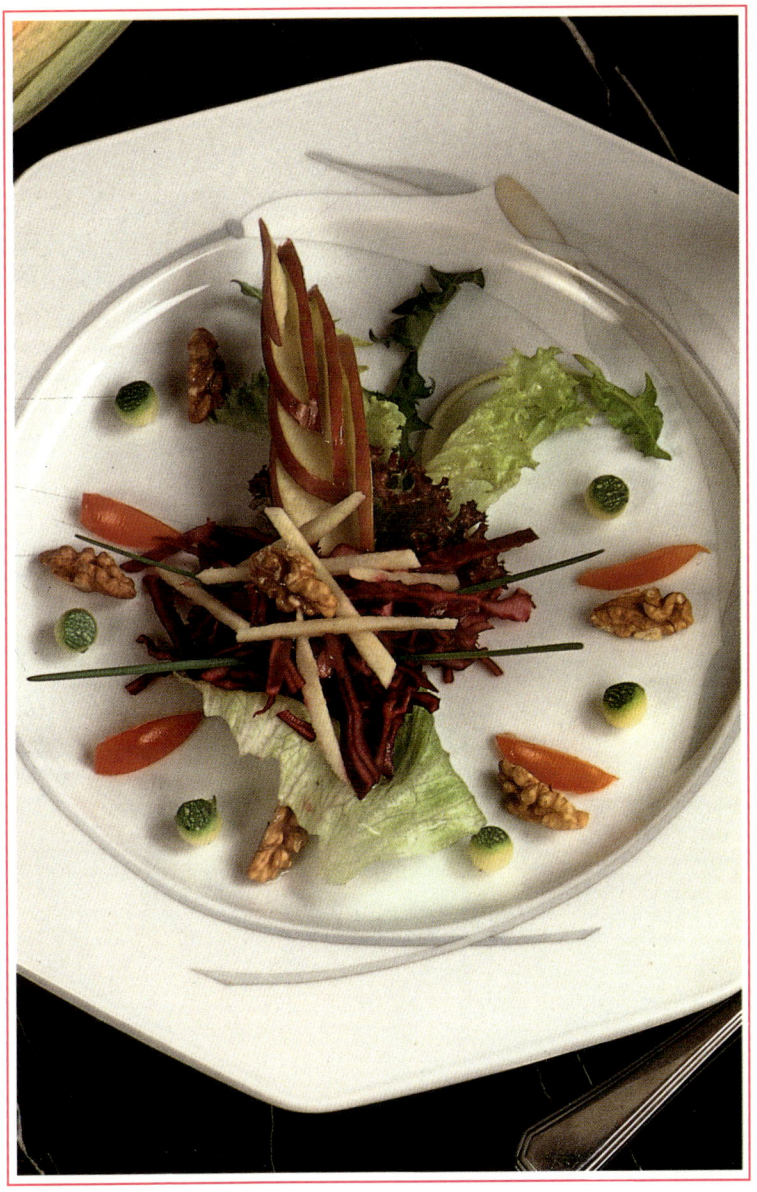

Blaukrautsalat (Rezept Seite 67)

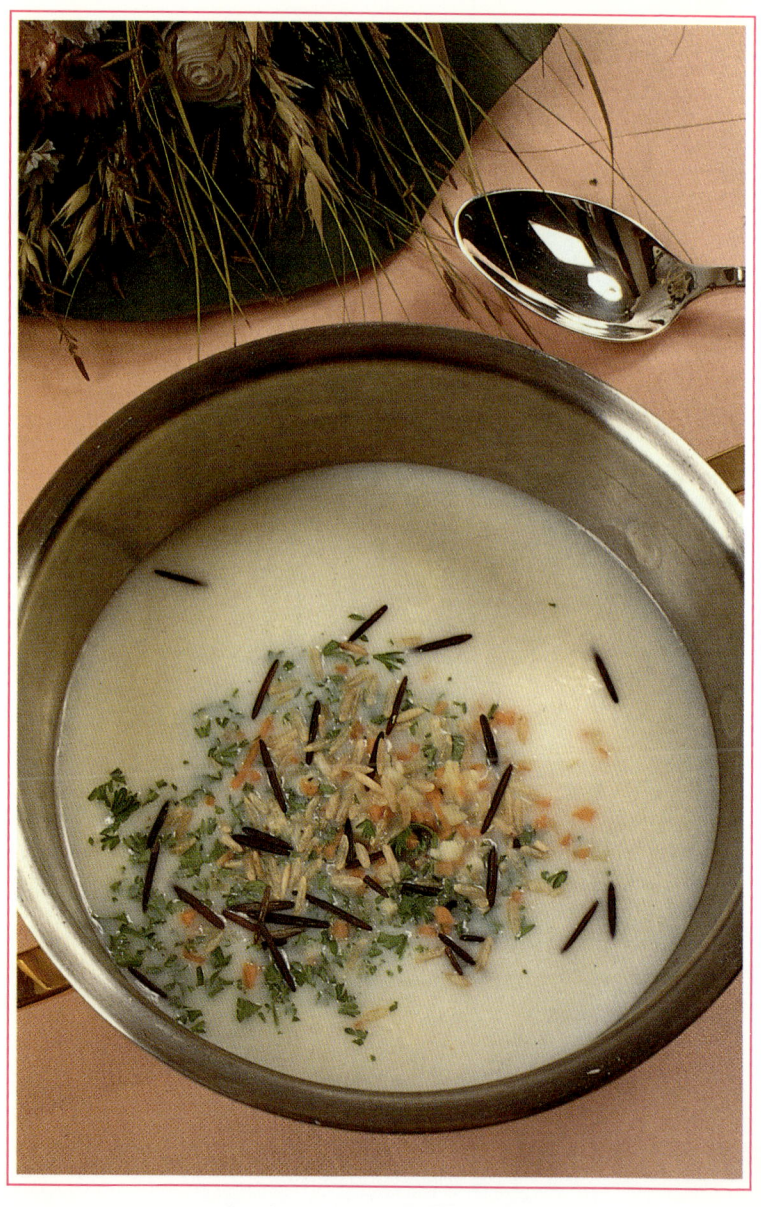

Gebundene Reissuppe (Rezept Seite 70)

gel-Situation des Muskels. Unter den auslösenden Faktoren können auch psychische Belastungen eine wesentliche Rolle spielen (Generalisiertes Fibromyalgie-Syndrom).

D Die Gicht

ist eine stark erblich geprägte Stoffwechselkrankheit, deren Ursache in einer Vermehrung der Harnsäure im Serum* des Patienten liegt. 96 % aller Gichtkranken sind Männer. Wenn eine Frau an Gicht erkrankt, so handelt es sich mit seltenen Ausnahmen um Frauen jenseits der Wechseljahre. Beim Gichtkranken bestehen nebeneinander eine Steigerung der Harnsäure-Bildung und eine Verminderung der Harnsäureausscheidung durch Beeinträchtigung der Nierenleistung. Dadurch kommt es zu der erwähnten Steigerung der Harnsäurekonzentration im Serum. Erreicht diese höhere Werte als 6—7 mg %, dann ist Vorsicht geboten. Äußere Faktoren vielfältigster Art wie Übergewicht, körperliche Überbeanspruchung, Unterkühlung, Traumen, chirurgische Eingriffe, übermäßiger Konsum purinreicher Nahrungsmittel (Fleisch, Innereien, Rotwein), psychische Streß-Situationen genügen dann, um die Harnsäure als Kristalle meist in Gelenknähe zum Ausfall zu bringen — der hochschmerzhafte Gichtanfall ist da. Es lassen sich 3 Gicht-Stadien unterscheiden: Der akute Gichtanfall (Arthritis urica) — das symptomfreie Zwischenstadium — die chronische Gichtphase. Die Übergänge der einzelnen Phasen sind fließend. Die chronische Gicht führt zu Nierenversagen, hohem Blutdruck, vorzeitiger Arteriosklerose mit all ihren Folgeerscheinungen (Herzinfarkt, Schlaganfall).

Es gibt zu denken, daß sich die Gicht seit den letzten 30 Jahren um volle zwei Jahrzehnte früher manifestiert, so daß jetzt schon junge Männer an dieser Erkrankung leiden. In Zeiten knappen

---

Serum: Wäßriger Bestandteil des Blutes.

Nahrungsangebotes der Gesamtbevölkerung — z.B. während und nach dem Krieg — war die Gicht weitgehend verschwunden.

E Osteoporose

ist ein im fortgeschrittenen Stadium mit Frakturen einhergehender schmerzhafter Verlust bzw. eine Verminderung der Knochenmasse, -struktur und -funktion. Während des ganzen Lebens unterliegt der Knochen einem ständigen Wechselspiel zwischen Aufbau (durch die Osteoblasten) und Abbau (durch die Osteoklasten). Bis zur Pubertät überwiegt der Knochenaufbau: er erreicht das Optimum um das 20. Lebensjahr. Etwa um das 40. Lebensjahr wird die Knochenmasse mit einer Geschwindigkeit von 0,5 bis 1% pro Jahr wieder weniger. Normalerweise erreicht also erst der 80jährige das Stadium, in dem eine Frakturgefährdung besteht. Bei der Osteoporose kommt es nun unter den mannigfachsten negativen Einflüssen zu einer pathologischen Beschleunigung des Abbauvorganges. Hierbei ist es typischerweise aber nicht der Knochen selbst, der seine Qualität einbüßt. Im Inneren besteht der Knochen wie eine Flugzeugkonstruktion oder ein Fachwerkhaus aus platten- und stabartigen, einander abstützenden Querverstrebungen, die durch ihr wabenartiges Schachtelsystem dem Knochen seine gewichtsparende Stabilität verleihen. Bei der Osteoporose nun kommt es zu einem fortschreitenden Verlust dieser Knochenbälkchen bei Erhaltung der Qualität des Knochens. Schließlich gehen so viele Knochenbälkchen zugrunde, daß es zu Frakturen kommt. Die Gründe, derentwegen es zu diesem pathologisch gesteigerten Abbau kommt, reichen von hormonellen Einflüssen über falsche Ernährung und Vitaminmangel, zu wenig Bewegung schon in der Jugend, hohem Arzneimittelkonsum (beispielsweise Cortison-Dauertherapie) bis zu Nikotin- und Alkoholmißbrauch, und schließlich spielen auch Erbfaktoren eine Rolle.

Grundsätzliches
zur Diät

Übergewicht

Das Übergewicht kann bei zahlreichen Erkrankungen — so auch bei den hier zur Debatte stehenden rheumatischen Krankheiten — zu einer wesentlichen Mitursache von Beschwerden werden. Die Beseitigung und Vermeidung des Übergewichtes muß deshalb ein wesentliches therapeutisches Ziel sein. Dabei sollte von vornherein klar sein, daß die vielfach in Illustrierten und Tageszeitungen angepriesenen medikamentösen Behandlungen der Fettleibigkeit ohne Einschränkung der überreichlichen Nahrungszufuhr oder Änderung der bisherigen, unzweckmäßig zusammengesetzten Kost niemals zum Ziel führen können. Zweckmäßig ist vielmehr eine über lange Zeit durchgeführte Diät, die wesentlichen Anteil an einem Erfolg garantieren kann. Wir wollen in der Folge versuchen darzustellen, welche Schwierigkeiten hierbei zu beachten sind. So werden wir Enttäuschungen vermeiden und verstehen lernen, daß kurzfristige Hunger- oder Fastenkuren, die innerhalb kürzester Zeit das Erreichen des Idealgewichtes versprechen, nur selten den gewünschten Dauererfolg und damit die anvisierte Besserung des Grundleidens bringen können.

Wir müssen unterscheiden zwischen Fettanlagerungen aus inneren Ursachen (endogene Fettanlagerungen) = *eigentliche Fettsucht* und aus äußeren (exogenen) Gründen = *eigentliche Fettleibigkeit*. Die Übergänge sind fließend, so daß Grenzen zwischen beiden oft nicht klar gezogen werden können. Zu den inneren Ursachen gehören hormonelle Regulationsstörungen (Hypophyse, Schilddrüse, Nebennieren, Zirbeldrüse, Sexualhormone), Fehlsteuerungen des Stoffwechsels: Versagen des Sättigungsmechanismus, überreichliche Nahrungszufuhr, um die Steigerung der Verbrennungsvorgänge (Wärmegefühl, Schweißausbruch) zu kompensieren. Wasserspeicherung im Fettgewebe. Auch Störungen der Mikrokreislaufverhältnisse im Fettgewebe selbst spielen eine wichtige Rolle: Jede Fettzelle ist von einem feinen Gefäßnetz umgeben. Bei Störung der Kreislaufverhältnisse kann es sozusagen zu einem Abkoppeln dieser Mikrozirkulation der Fettzellen kommen. Dies erklärt, warum ein einmal ausgebildetes Fettpolster zwar zu immer neuen Anlagerungen führt, aber nur unter großen Schwierigkeiten und langanhaltender konsequenter Diät wieder zum Abbau gebracht werden kann. Schließlich sind im Rahmen der endogenen Ursachen natürlich auch Erbfaktoren zu nennen.

Unter den äußeren Ursachen der Fettleibigkeit sind als wesentlichste zu nennen: *Fehlernährung* und mangelnde Bewegung. Die Fehlernährung hat ihre Ursachen darin, daß die Ernährung zu kalorienreich und zu einseitig ist (Bevorzugung fetter Speisen oder einseitige Mehl- und Teigwaren-Ernährung, Gewöhnung an Süßigkeiten), daß sie zu unregelmäßig und verzettelt zugeführt wird, daß übermäßige kalorienreiche Flüssigkeitszufuhr praktiziert wird (Bier und andere Alkoholika, süße Limonaden).

Mangelnde Bewegung betrifft vor allem natürlich Menschen mit geistigen Berufen, die vorwiegend sitzende Tätigkeiten ausüben unter Verzicht auf sportliche Betätigung oder sonstige körperliche Bewegung. Auch bei körperlich Behinderten, wie u. a. etwa auch Rheumakranken, muß dieser Faktor bedacht und in der Therapie gezielt angegangen werden.

Die Beseitigung der Fettleibigkeit ist deshalb von so großer Bedeutung, weil — wie wir das oben schon erwähnten — den Fettleibigen eine Fülle von Krankheitsdispositionen bedrohen. Es seien an dieser Stelle genannt: Neigung zu vorzeitiger Arteriosklerose mit Folgen wie Herzinfarkt und Schlaganfall, frühzeitig auftretende Herzinsuffizienz, Bluthochdruck, Stoffwechselkrankheiten wie Gicht oder Diabetes, Leber- und Gallen-Erkrankungen, statische Gelenk- und Wirbelsäulen-Überlastung (Arthrose, Osteochondrose, Spondylose), Förderung der Osteoporose, muskuläre Schmerzzustände.

Bei der *Behandlung der Fettleibigkeit* muß zunächst darauf hingewiesen werden, daß sich Magen und Darm beim Fettleibigen auf einen erhöhten Füllungszustand eingestellt haben. Erst wenn dieser abnormale Füllungszustand erreicht ist, tritt das Gefühl der Sättigung ein. Das erklärt, warum die Umstellung auf eine mengenmäßig und kalorisch reduzierte Kost in den ersten 3—4 Wochen dem Patienten Einsicht, Energie und Selbstdisziplin abverlangt, um durch ablenkende Beschäftigung und Willen das anfangs starke Hungergefühl zu unterdrücken. Nach Überwindung dieser Anfangsphase wird dann erfahrungsgemäß das Durchhalten einer Reduktionsdiät immer leichter. Psychologisch hilfreich ist die tägliche Gewichtskontrolle, die stets zur gleichen Tageszeit und mit gleicher Bekleidung erfolgen sollte. Die tägliche Gewichtsreduktion sollte anfangs nicht mehr als 1 kg, später 0,5 kg betragen. Gewaltkuren mit dem Wunsch, in 4—6 Wochen 20—30 kg Gewichtsverlust erzielen zu wollen, sind ausgesprochen schädlich, sie begünstigen zudem die vorzeitige Alterung, da die nach Schwund des Fettpolsters zu weit gewordene Haut sich nicht so schnell den neuen Bedingungen anpassen kann. Dies unterstreicht auch die Notwendigkeit einer sorgfältigen Hautpflege während der Reduktionsbehandlung.

Der Mechanismus der Gewichtsreduktion beginnt zunächst mit der Entwässerung — sie geht meist rasch von sich und bringt dem Patienten Ermutigung. Er darf aber nicht enttäuscht sein, wenn ein Tag mit stärkerer Flüssigkeitszufuhr zu einem vorübergehenden Anstieg des Gewichtes führt, weil das Fettgewebe die Flüssigkeit noch an sich zieht. Erst wenn in der zweiten Phase dann der eigentliche Angriff auf die Fettpolster erfolgt, kann man auf eine stabile, dauerhafte Gewichtsreduktion hoffen, die dann allerdings wesentlich langsamer vor sich geht.

Die Mahlzeiten sollen regelmäßig, zu festgesetzten Zeitpunkten und vor allem langsam eingenommen werden. Es ist wichtig, die Speisen sorgfältig zu kauen. Günstig wäre es, nach den Hauptmahlzeiten einen kleinen Spaziergang zu machen, da regelmäßige Körperbewegung ohnehin erforderlich ist.

Das Rauchen sollte während einer Gewichtsreduktions-Kur auf ein Minimum beschränkt, am besten ganz eingestellt werden. Die Vermutung, Rauchen könne das Hungergefühl unterdrücken und deshalb die Gewichtsabnahme nur unterstützen, ist insofern nicht richtig, als diesem Effekt gegenübersteht, daß Nikotin die Neigung zu Durchblutungsstörungen fördert. Und diese laufen dem Behandlungszweck in jedem Fall zuwider.

Der Kaloriengehalt einer Reduktionskost soll bei normaler Tätigkeit $\frac{1}{2}$ bis $\frac{2}{3}$ des Normalbedarfs betragen. Er liegt je nach Körpergröße beim Erwachsenen zwischen 2200 und (beim Schwerarbeiter) 5000 Kalorien. An eingeschalteten »Hungertagen« kann vorübergehend eine noch stärkere Reduktion verantwortet werden.

Die praktische Durchführung der Reduktionskur wird unter dem entsprechenden Spezialkapitel abgehandelt.

Die Rolle mehrfach ungesättigter Fettsäuren bei der Unterdrückung der Entzündungsaktivität rheumatischer Erkrankungen

Es gibt zwei verschiedene Gruppen von mehrfach ungesättigten Fettsäuren, die der Organismus benötigt, weil sie wesentliche Funktionen ausüben. Sie sind Vorstufen einer wichtigen Klasse biologischer Regulatoren, die als Prostaglandine bezeichnet werden. Diese ungesättigten Fettsäuren müssen mit der Nahrung zugeführt werden, weil der Organismus sie nicht selbst bilden kann; er ist auch nicht fähig, eine »Fettsäurenkette« in die andere zu überführen.

Die eine Gruppe bilden die Omega-6-Fettsäuren, zu denen die Ausgangssubstanzen Linolensäure und ihr biologisch aktives Derivat Gamma-Linolensäure (GLA) gehören.

Zur zweiten Gruppe zählen die Omega-3-Fettsäuren mit der Ausgangssubstanz Alpha-Linolensäure und ihren biologisch aktiven Derivaten Eicosapentaensäure (EPA) und Docosahexaensäure (DHA). Die Wirkungsweise der erwähnten Fettsäuren darf man sich nach neueren wissenschaftlichen Untersuchungen wie folgt vorstellen:

Aus Gamma-Linolensäure (GLA) entstehen Prostaglandine der 1. Reihe, z.B. PGE_1. Sie wirken deutlich entzündungshemmend.

Aus Eicosapentaensäure (EPA) und Docosahexaensäure (DHA) entstehen Prostaglandine der 3. Reihe.

Die Prostaglandine dieser 3. Reihe weisen nun eine erheblich geringere entzündungsfördernde Wirkung auf im Vergleich zu den Prostaglandinen der 2. Reihe, welche aus der Linolensäure über die Arachidonsäure entstehen. Bekanntermaßen sind es aber gerade die Prostaglandine der 2. Reihe, welche aktiv am rheumatischen Entzündungsprozeß beteiligt sind.

Es ergibt sich die Schlußfolgerung, daß eine Ernährung unter reichlicher Zufuhr von Omega-6-Fettsäuren (GLA — Prostaglandin der 1. Reihe), wie sie im Öl aus Samen der Nachtkerze und im Distelöl vorkommen, sowie von Omega-3-Fettsäuren (EPA, DHA — Prostaglandin der 3. Reihe), wie sie im Fischöl vorkommen, eine entzündungshemmende Wirkung bei entzündlichen rheumatischen Erkrankungen und auch bei degenerativen (arthrotischen) Gelenkerkrankungen im entzündlichen Reizzustand haben müssen. Dies konnte durch neuere klinische Arbeiten bestätigt werden.

Darüber hinaus ist unbestritten und seit längerem bekannt, daß hoch ungesättigte Fettsäuren einen eindeutigen anti-arteriosklerotischen und damit cardio-protektiven Effekt haben.

Die Rolle der Vitamine bei der Behandlung rheumatischer Erkrankungen

Jeder weiß, daß das vollständige Fehlen von Vitaminen (Avitaminose) zu schweren Krankheiten führt (z.B. Skorbut bei Fehlen von Vitamin C). Zu wenig bekannt ist aber, daß auch eine relative Unterversorgung mit Vitaminen (Hypovitaminosen), wie sie insbesondere bei älteren Menschen als Folge einer nicht mehr genügenden Aufnahmefähigkeit der in der normalen Ernährung vorhandenen Vitaminmengen vorkommt, zu mannigfachen Krankheitserscheinungen führen kann. Auch bei rheumatischen Erkrankungen ist man erst in den letzten Jahren wieder auf die Bedeutung der Vitamine aufmerksam geworden, nachdem festgestellt wurde, daß ihre reichliche Zufuhr eine überraschende Besserung von Symptomen rheumatischer Erkrankungen, insbesondere von Schmerzen, bewirkte und damit teilweise eine Einsparung von antirheumatischen Medikamenten möglich wurde.

Einmal mehr ergibt sich hierbei die Wichtigkeit einer gut geplanten Rheuma-Diät.

Vitamin A

Von diesem Vitamin ist bekannt, daß es bei Mangel zu Bildung von minderwertigem Knochengewebe kommt. Man vermutet, daß die bei Psoriasis-Patienten gefundene überschießende Verhornung der Haut und unnormale Differenzierung der Hautzellen im Zusammenhang steht mit einem gegenüber Gesunden veränderten Vitamin A-Stoffwechsel (erniedrigter Retinol-Spiegel im Serum des Psoriasis-Patienten). Vitamin A kommt reichlich vor in Lebertran, grünblättrigem Gemüse und gelben Wurzeln.

Vitamin B (Vitamin-B-Komplex)

Unter diesem Namen wird eine Gruppe von mehreren Wirkstoffen zusammengefaßt. Von therapeutischer Bedeutung bei der Behandlung von entzündlich-schmerzhaften rheumatischen Erkrankungen sind die Vitamine B_1 (Thiamin), B_6 (Pyridoxal, Pyridoxol, Pyridoxamin) und B_{12} (Cyanocobalamin). Es ist vielfach belegt, daß therapieresistente, mit Schmerzen einhergehende Beschwerden des Bewegungsapparates, die durch Behandlung mit antirheumatischen Medikamenten nicht ausreichend gebessert werden konnten, durch zusätzliche Vitamin-B-Gaben zufriedenstellend behandelbar wurden.

Die B-Vitamine haben auch Einfluß auf die Erregungsbildung und -leitung der peripheren Nerven. Vitamin B_1 und B_6 finden sich von Natur aus z.B. in Hefen und Vollkornprodukten. Vitamin B_{12} ist in Fleisch und Milch enthalten. Besonders hoch ist der Gehalt von B-Vitaminen in allen Innereien, die aber u.a. wegen ihres hohen Gehaltes an Purinen und Cholesterin nur ganz selten gegessen werden sollten.

Vitamin C

ist an vielen Stoffwechselprozessen beteiligt. Besonders wichtig scheint es für den Stoffwechsel des Bindegewebes zu sein. Darüber hinaus verbessert Vitamin C auch die Aufnahmen von Eisen und Folsäure im Körper. Gute Vitamin-C-Quellen sind Gemüse und frische Früchte.

Vitamin D

ist notwendig für die Resorption von Calcium und für die Bildung des normalen Knochens. Vitamin D hat somit eine wichtige Funktion für die Prophylaxe und Behandlung der Osteoporose. Natürliche Quellen für Vitamin D sind Fischöle, Leber, Eigelb, wobei bei den letzteren beiden wieder Vorsicht geboten ist wegen deren Gehalt an Purinen bzw. Cholesterin. Regelmäßige Sonnenbäder begünstigen die Aktivierung von Vitamin D im Körper, das als Vorstufe im Organismus gebildet wird.

Vitamin E

α-Tocopherol ist geeignet, die bei rheumatischen Erkrankungen im Rahmen des Entzündungsprozesses auftretenden Sauerstoffradikale abzufangen, die als Mediatoren wirken und eine Entzündung unterhalten können. Unter Vitamin E bessern sich rheumatische Schmerzen und Beeinträchtigungen der Bewegungsfunktion, dies konnten klinische Doppelblindstudien eindeutig belegen. Vitamin E hat Einfluß auf den Muskelstoffwechsel sowie den Stoffwechsel und Transport von Vitamin B_{12}. In den USA wird Vitamin E in hohen Dosen von Sportlern zum Muskelaufbau genommen. Das lipophile Vitamin E ist zwar im Fettgewebe des Körpers gespeichert, wird jedoch im Bedarfsfall zu langsam freigesetzt und erreicht somit den Ort des entzündlichen Geschehens zu spät. Deshalb empfiehlt sich die Zufuhr von Vitamin E von außen. Besonders viel natürliches Vitamin E findet sich in vielen Pflanzenölen, besonders in Keimölen und Färberdistelöl, in Weizenkeimen und Sojaprodukten.

Allgemeine Bemerkungen zur Diät bei Gicht

Der Gichtkranke soll als Voraussetzung für die Rückführung seines Stoffwechselleidens in die Symptomlosigkeit als wichtigstes sein Idealgewicht anstreben (siehe auch Kapitel »Übergewicht«, Seite 19). Das Idealgewicht errechnet sich aus der Körpergröße. Für Männer gilt die Faustregel: cm über 1 m in kg abzüglich 10%, bei Frauen minus 15%. Wenn also ein Mann 1,70 m groß ist, dann liegt sein Idealgewicht bei 63 kg, nämlich 70 kg abzüglich 7 kg. Eine Frau derselben Größe dürfte nur 59,5 kg wiegen. Nach einer weniger strengen Regel zieht man bei Frauen 10% und bei Männern 5% ab. Schließlich sollte man dabei auch den Körperbau nicht unberücksichtigt lassen, deshalb finden Sie eine detaillierte Gewichtstabelle auf Seite 33.

In der Kost soll die Zufuhr von Purinen eingeschränkt werden. Purine sind lebenswichtige Bausteine der Zellen, deren Endprodukt die Harnsäure ist. Der Harnsäurewert im Serum soll bei Männern unter 6,5 mg/100 ml, bei Frauen unter 6 mg/ml liegen. Deshalb sollen alle Nahrungsmittel mit hohem Puringehalt vermieden werden.

Ungeeignet sind somit:

Bries	Bratensaucen
Leber	geräucherte Wurst
Nieren	Wild
Pökelschinken	Sardellen
Fleischextrakte	Ölsardinen

Kapern	Geflügel
Makrelen	Spargel
geräucherter Fisch	Spinat
Sprotten	Blumenkohl
Schalentiere	Hülsenfrüchte

Auch Alkohol ist zu meiden, da er die Harnsäureausscheidung hemmt.

Zu empfehlen wegen des geringen Puringehaltes sind dagegegen:

Fruchtsäfte	Milch
verdünnte Gemüsesäfte	Joghurt
Tee	Käse
Kaffee	Butter
Früchte aller Art	Pflanzenmargarine

An Gemüse:

grüne Salate	Sellerie
alle Kohlarten	Karotten
Gurken	Rettich
Rüben	Zwiebeln
Kürbis	Tomaten

Eier und Eierspeisen
Brot
Teigwaren
Kartoffeln

An Kräutern:

Petersilie	Thymian
Schnittlauch	Majoran
Basilikum	Dill

Reichliche Flüssigkeitszufuhr ist wünschenswert, und zwar mindestens 2½ Liter täglich. Jedoch nicht in Form von Alkohol (s. o.).

Der Gichtkranke soll auf Bewegung nicht verzichten, aber ungewohnte Anstrengungen vermeiden.

Beim Abbau von Harnsäureablagerungen im Körper durch Diät und zugleich durch die Einnahme der vom Arzt verschriebenen Medikamente kann es in den ersten Monaten der Behandlung noch zu gelegentlichen akuten Gichtanfällen (sogenannten »Abschiedsanfällen«) kommen.

Allgemeine Bemerkungen
zur Diät
bei Osteoporose

Die Weichen für oder gegen eine spätere Osteoporose sind bereits durch die Ernährung von Jugend an gestellt.

Zur Primärprophylaxe gehört eine ausgewogene Ernährung unter Zufuhr von Calcium, Phosphor, Eiweiß und Spurenelementen wie z.B. Fluor. Wichtig für die Bildung einer optimalen Knochenmasse ist eine ausreichende Zufuhr von Milch und Milchprodukten bei gleichzeitiger Einschränkung phosphatreicher Nahrungsmittel wie z.B. Cola-Getränke, Chips usw., da eine exzessive Phosphatzufuhr den Calciumspiegel senkt.

Ein großes Problem scheinen gerade bei Frauen im Hinblick auf die Osteoporose häufig wiederholte forcierte Schlankheitskuren zu sein, darauf haben wir im Kapitel »Übergewicht« (Seite 19) hingewiesen. Eine einseitige Ernährung gefährdet den Knochenaufbau ebenso wie eine einseitige Diät. Das vorliegende Kochbuch trägt eben diesem Gedanken in seinem Aufbau Rechnung.

So wäre es z.B. sicher abzulehnen, wenn Milch und Käse aus dem Ernährungsplan gestrichen würden und nicht gleichzeitig durch starke Calcium-Lieferanten wie Spinat, Grünkohl, Sojabohnen ersetzt würden (siehe Calcium-Tabelle Seite 35). Auch Medikamente wie Abführmittel, Diuretika, Cortison als Dauertherapie, schaden den Knochen.

Exzessiver Alkoholkonsum und Nikotin-Abusus können die Aufnahme wichtiger Knochenaufbaustoffe negativ beeinflussen.

Fastenkur, Rohkost-Diät, fleischlose Diät

Jahrzehntelange Erfahrung in der Behandlung schwerer entzündlicher Rheumaerkrankungen lehrt, daß die Ernährung entscheidend zur Milderung der Symptome dieser Krankheiten und ihrer Folgen beiträgt. So kann beispielsweise Fasten in manchen Fällen einer chronisch-entzündlichen rheumatischen Erkrankung den Entzündungsprozeß und die Schmerzen vorübergehend mildern. Es scheint dabei durch die radikale Ernährungsumstellung zu einer Anregung der Abwehrkräfte des Organismus zu kommen. Eine Fastenkur von längerer Dauer soll grundsätzlich nur unter ärztlicher Aufsicht durchgeführt werden. Während des Fastens müssen ausreichend Flüssigkeit, Vitamine und Mineralstoffe zugeführt werden.

Das Problem der Mineralstoffe wird ja heute wieder häufig diskutiert, allerdings etwas übertrieben, wie uns scheint. Denn mit einer normalen Ernährung und Mischkost, wie sie in diesem Kochbuch vorgeschlagen wird, werden mit einem genügenden Anteil an nativen Nahrungsmitteln dem Körper ausreichende Mengen an Phosphor, Magnesium, Kupfer, Mangan, Zink, Selen und Fluor zugeführt. Während einer unter ärztlicher Aufsicht länger durchgeführten Fastenkur wird der Arzt allerdings dem Thema Mineralstoffe besondere Aufmerksamkeit widmen. Da die Wirkung einer Fastenkur nur vorübergehend anhält, haben wir uns in dem vorliegenden Buch mit der Empfehlung einer einleitenden kurzen Fastenkur begnügt, die der Patient nach Rücksprache mit seinem Arzt auch ohne dessen ständige strenge Aufsicht mit Übergangstagen, 6—7 Tage durchhalten kann. Er soll dann zur Verlängerung des entzündungs- und schmerzeindämmenden Effektes übergehen auf unsere empfohlene vegetarische Diät. Diese besteht in der Hauptsache aus Vollkornprodukten, Rohkost, Obst, Sojabohnen und Nüssen; Fleisch, Wurst und Fisch werden während dieser insgesamt 3–5 Wochen dauernden »antientzündlichen« Diät weggelassen. Im Rahmen einer solchen »ovolacto-vegetabilen Kost« werden zusätzlich zu den vegetarischen Nahrungsmitteln Eier, Milch und Milchprodukte zugeführt. Hierbei sollte natürlich wieder der Cholesteringehalt bedacht werden. Also z.B. Hühnereiweiß ja — Eidotter nein. Fettarme Milchprodukte ja — viel Butter, fetter Käse nein.

Abschließend soll noch erwähnt sein, daß es gar nicht so selten auch *Rheumakranke mit Untergewicht* gibt. Dies wurde — mit speziellen Diätempfehlungen — in einem Sonderkapitel dieses Buches berücksichtigt.

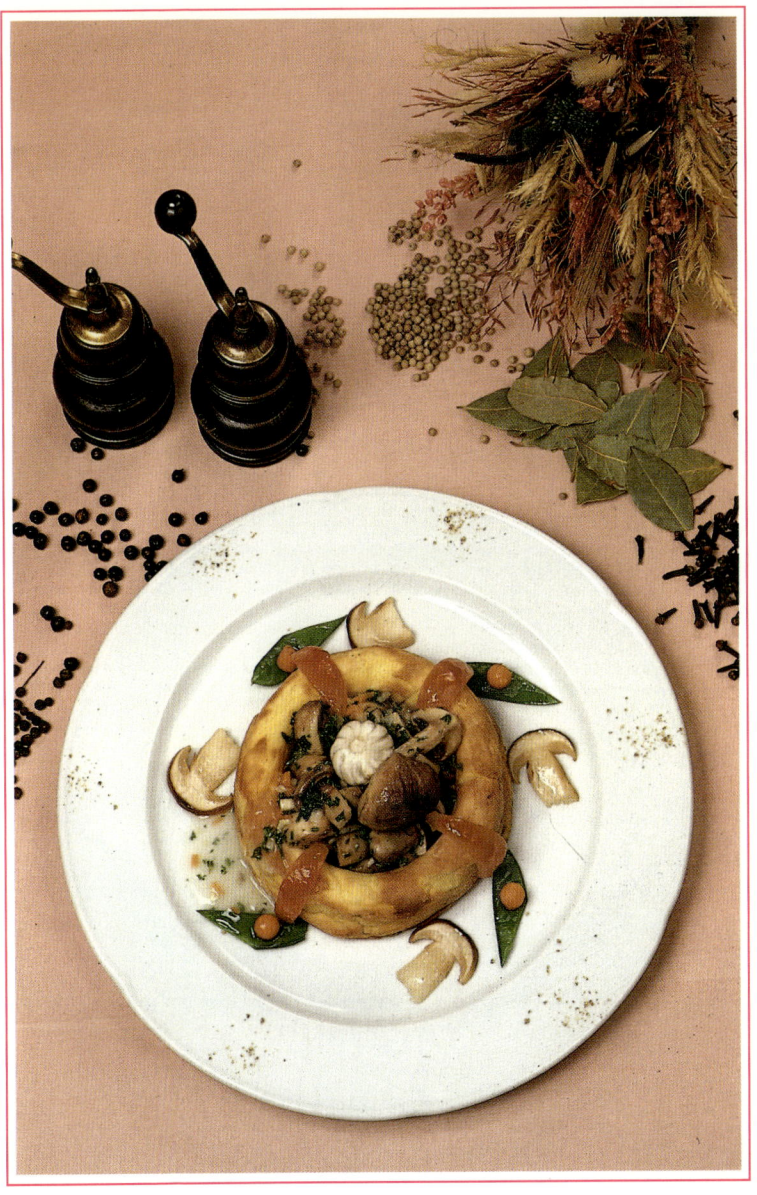

Kartoffelring mit Pilzen (Rezept Seite 87)

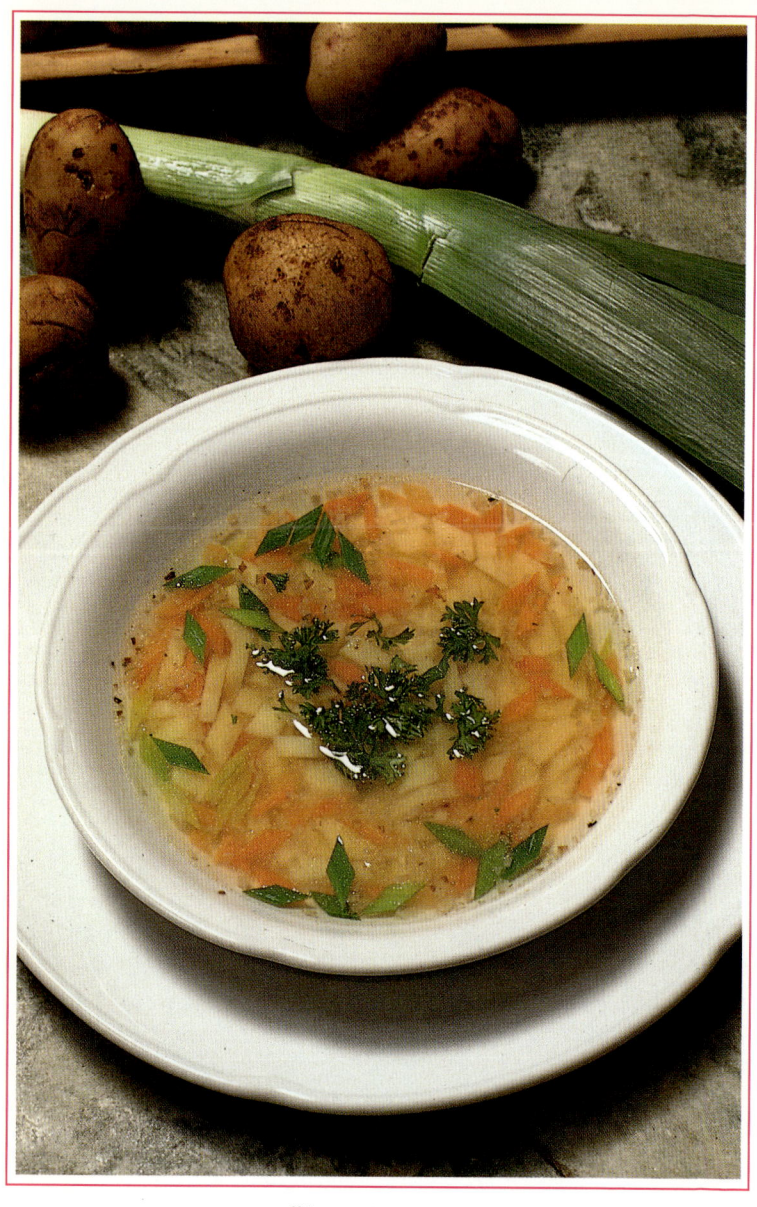

Kartoffelsuppe (Rezept Seite 89)

Tabellen

Die Tabellen geben dem Rheumakranken eine schnelle und leichte Übersicht über den Gehalt der bei uns typischen Nahrungsmittel an Kalorien, Mineralien und Vitaminen. Hierbei werden nicht nur die Verhältnisse beim übergewichtigen Patienten berücksichtigt, es wird auch auf die Ernährung des untergewichtigen Rheumakranken eingegangen.

Gewichtstabelle

Normalgewicht verspricht die höchste Lebenserwartung!

Die Gewichtsangabe in Kilogramm auf dieser Tabelle zeigt das Normalgewicht bei a) leichtem, b) mittlerem, c) schwerem Körperbau.

Männer				Frauen			
cm	a	b	c	cm	a	b	c
157	52	56	60	148	42	46	51
160	54	57	62	151	44	48	52
163	55	59	64	154	46	50	54
166	57	61	66	157	48	51	55
169	59	63	68	160	50	53	57
172	61	64	70	163	51	54	59
175	63	67	72	166	53	56	61
178	65	69	74	169	55	58	63
181	68	72	77	172	57	61	66
184	70	74	80	175	59	63	68
187	72	77	82	178	61	65	70
190	74	79	85	180	64	67	72

Der Rheumakranke mit Normalgewicht

Seine Ernährung soll reich an Mineralien und Vitaminen sein.

Die folgenden Tabellen beschreiben, wieviel davon in welchem Nahrungsmittel enthalten sind.

Calcium

Calcium wird benötigt für den Aufbau von Knochen und Zähnen. Es ist beteiligt an der Blutgerinnung und der Erregbarkeit der Nerven und Muskeln, beeinflußt die Durchlässigkeit der Zellmembranen, wirkt entzündungshemmend und antiallergisch.

Der tägliche Calciumbedarf liegt bei 500—600 mg, schwangere und stillende Frauen benötigen die doppelte Menge.

Calciummangel führt zur Entkalkung des Skelettsystems, zu erhöhter Erregbarkeit der Nerven und Muskulatur.

Calciumreiche Nahrungsmittel

100 g des jeweiligen Nahrungsmittels enthalten Eiweiß (E), Fett (F), Kohlenhydrate (K) in Gramm, Calcium in Milligramm:

	Calcium in mg	Kalorien kcal	E g	F g	K g
Austern	82	47	9	1,2	—
Bohnen, grün	56	35	2	0,5	6
Camembert, 30 % Fett i.T.	600	206	21,9	13,2	—
Crevetten	122	100	19	2	—
Emmentaler Käse	960	371	27	28	—
Fenchel	100	50	2	—	8
Grünkohl	110	38	2	—	5
Haselnüsse	225	678	14	62	18
Heringsfilet	35	222	18	15	—
Himbeeren	40	31	1	—	11
Joghurt aus Magermilch	140	39	4,5	0,1	5
Kohlrabi	45	25	1	—	4
Milch, 3,5 % Fett	120	66	3,3	3,5	5
Orangen	30	44	1	—	9
Quark, mager	90	76	14	0,2	4
Rhabarber	96	16	0,8	—	4
Sardinen (Dose), abgetropft	330	214	24	14	1
Spinat	105	14	2	0,5	2
Walnüsse	85	694	14	63	17
Weizenschrotbrot	95	205	10	2	50
Zitronen	7	26	—	—	5

Eisen

Eisen kommt im menschlichen Körper hauptsächlich im roten Blutfarbstoff (Hämoglobin) vor. Es ist dadurch am Transport von Sauerstoff beteiligt. Bei Blutungen erleidet der Körper große Eisenverluste.

Der tägliche Bedarf des Erwachsenen an Eisen beträgt 10 mg. Menstruierende Frauen, Schwangere und Stillende haben einen gesteigerten Eisenbedarf. Auch bei entzündlichen Krankheiten ist der Eisenbedarf erhöht. Eisenmangel führt zu Blutarmut (Anämie).

Eisenhaltige Nahrungsmittel

100 Gramm des jeweiligen Nahrungsmittels enthalten Eiweiß (E), Fett (F), Kohlenhydrate (K) in Gramm, Eisen in Milligramm:

	Eisen in mg	Kalorien kcal	E g	F g	K g
Ei	1,8	147	11	10	1
Erdbeeren	1,0	32	0,8	—	8
Erdnüsse, geröstet	2,3	613	26	49	16
Feldsalat	2,0	12	2	—	2
Grünkohl	1,0	38	2	—	5
Hammelfleisch, mager	1,8	200	18	12,7	—
Haselnüsse	3,8	678	14	62	18
Heringsfilet	1,1	222	18	15	—
Himbeeren	1,0	31	1	—	11
Knäckebrot	4,7	312	10	1	70
Leber (Rind)	7,1	141	19,4	3,2	6
Maiskeimöl	1,3	930	—	100	—
Mehl (Weizenmehl), Type 550	1,1	344	11	1	74
Orangen	0,3	44	1	—	9
Pfifferlinge	6,5	23	1	0,5	5
Rindfleisch, mager	2,6	214	18,5	13,6	—
Schwarzwurzeln	1,9	75	1	0,5	16,5
Schweinefleisch, mager	2,0	144	19,2	7,1	—
Spargel	0,7	14	2	0,5	2
Spinat	3,5	14	2	0,5	2
Walnüsse	2,5	694	14	63	17
Zitronen	0,3	26	—	—	5

Vitamine

(Siehe auch das entsprechende Kapitel in der Einführung, S. 34)

Vitamine sind lebensnotwendige organische Verbindungen, die im Körper als Katalysatoren wirken. Sie werden vom Organismus nicht selbst gebildet und müssen darum regelmäßig mit der Nahrung zugeführt werden.

Es gibt fettlösliche und wasserlösliche Vitamine; die fettlöslichen sind A, D, E und K. Alle Vitamine sind licht- und sauerstoffempfindlich, manche vertragen auch keine Hitze.

Vitaminreiche Nahrungsmittel sollen kühl, lichtgeschützt und zugedeckt aufbewahrt werden. Das Kochen über Dampf und kurze Garzeiten schonen die Vitamine.

Vitamin B_1

Dieses wasserlösliche, hitzeempfindliche Vitamin spielt eine Rolle im Kohlenhydratstoffwechsel, außerdem fördert es die Funktion des Nervensystems. Der Tagesbedarf liegt bei 1,0—1,5 mg.

100 g dieser Nahrungsmittel enthalten Vitamin B_1 in Milligramm:

	mg Vitamin B_1
Eigelb	0,29
Fisch	0,05— 0,22
Fleisch	0,05— 0,92
Gemüse	0,06— 0,14
Hefe	1,30—15,0
Milch (3,5 % Fett i. T.)	0,03
Vollkornbrot	0,18— 0,23
Weißbrot	0,09

Vitamin C

Dieses wasserlösliche, hitzeempfindliche Vitamin wird für die Bildung und Funktionserhaltung von Bindegeweben, Knochen, Knorpeln und Zähnen benötigt. Es stimuliert die körpereigenen Abwehrkräfte und beschleunigt den Heilungsprozeß.

Der Tagesbedarf des Erwachsenen liegt bei 70—100 mg. Er ist erhöht bei starker körperlicher Belastung, während Schwangerschaft und Stillzeit, bei fiebrigen Erkrankungen, Entzündungen, operativen Eingriffen und Schilddrüsenüberfunktion.

Schwerer Vitamin-C-Mangel führt zum Skorbut, einer Krankheit, die gekennzeichnet ist durch Blutungen in Zahnfleisch, Haut und Schleimhaut, Muskulatur und Gelenken. Leichter Mangel an diesem Vitamin verursacht Infektanfälligkeit, Müdigkeit und Verschlechterung des Allgemeinbefindens.

100 g dieser Nahrungsmittel enthalten Vitamin C in Milligramm:

	mg Vitamin C
Ananas, frisch	20
Äpfel, je nach Sorte	6—11
Beeren, je nach Sorte	11—189
Fleisch	1—2
Gemüse	4—105
Hagebutten	400—1500*
Innereien	21—41
Kiwi	100
Milch	1,7
Orangen, je nach Sorte	35—55
Papaya	70
Sanddorn	200—900*
Trauben	4

* Je nach Sorte, Anbaugebiet und Sonneneinstrahlung.

Vitamin D

Dieses Vitamin beeinflußt die Bildung von Knochen und Knorpeln. Es reguliert den Calcium- und Phosphorstoffwechsel des Knochens.

Der Tagesbedarf liegt bei 10—20 µg. Vitamin-D-Mangel führt zu Knochenerweichung.

100 g dieser Nahrungsmittel enthalten Vitamin D in Mikrogramm:

	µg Vitamin D
Eigelb	5—10
Fisch	7,5—7500
Leber	0,5—4,5
Lebertran	50 mg—400 mg
Milch	0,5

Der Rheumakranke
mit Untergewicht

Selbstverständlich soll auch seine Ernährung reich an Mineralien und Vitaminen sein. Zusätzlich muß sie aber viel Eiweiß, viel Fett und viele Kohlenhydrate enthalten, um der krankheitsbedingten Abmagerung entgegenzuwirken.

Eiweißreiche Nahrungsmittel

100 g des jeweiligen Nahrungsmittels enthalten Eiweiß (E), Fett (F) und Kohlenhydrate (K) in Gramm:

	Kalorien kcal	E g	F g	K g
Beefsteakhack (Tatar)	130	22	2	—
Camembert, 30 % Fett i. T.	206	21,9	13,2	—
Edamer, 30 % Fett i. T.	251	26,4	16,2	—
1 Ei (60 g)	90	7	6	—
Fischstäbchen	200	16	7	20
Forelle	101	10	1	—
Gans	364	10	20	—
Hähnchen, gebraten	145	20,6	5,6	—
Hähnchenbrust	109	16	1	—
Hammelfleisch, Keule	239	18	18	—
Hammelkotelett	352	18	18	—
Hase	105	21	3,5	0,2
Joghurt, Magermilch-	39	4,5	0,1	5
Joghurt, Vollmilch-, 3,5 % Fett i. T.	71	3,8	3,8	5

	Kalorien kcal	E g	F g	K g
Kabeljau (Dorsch)	78	17	0,5	—
Kalbshaxe	190	20,8	3,9	—
Kalbsniere	138	15	6	0,8
Kalbsschnitzel	110	20,8	3	—
Kaninchen	167	20,3	7,6	—
Lachs, geräuchert	200	24	10	—
Leber, Schwein	147	20,4	5,4	1
Magermilch	35	3,5	0,1	5
Milch, 1,5 % Fett i. T.	48	3,4	1,5	5
Milch, 3,5 % Fett i. T.	66	3,3	3,5	5
Ölsardinen	240	24	14	1
Parmesan, 45 % Fett i. T.	400	36,7	16,7	—
Quark, mager	76	14	0,2	4
Quark, 40 % Fett i. T.	160	11	11	3
Rinderfilet	127	19,3	4,7	—
Rinderleber	141	19,4	3,2	6
Roastbeef	239	18,6	16,5	—
Schweinekotelett	260	17,6	19,0	—
Schweineschnitzel	168	21	8	—
Thunfisch in Öl	300	24	20	—
Tilsiter, 30 % Fett i. T.	300	30	16,7	3,3
Truthahn	230	15	11	0,7
Weizenkeime	363	10	1	47

Fettreiche Nahrungsmittel

100 Gramm des jeweiligen Nahrungsmittels enthalten Eiweiß (E), Fett (F), Kohlenhydrate (K) in Gramm:

	Kalorien kcal	E g	F g	K g
Aal, geräuchert	313	17,9	26,8	0,8
Avocado	230	1	18	3
Blutwurst	463	14	44	—
Bratwurst, Schwein	375	12	35	—
Butter	754	1	83	0,7
Butterschmalz	897	—	99,5	—
Cashew-Nüsse	590	18	42	34
Cervelatwurst	454	17	41	—
Chester, 50 % Fett i. T.	391	25,4	32,2	—
Erdnüsse, geröstet	613	26	49	16
Erdnußöl	895	—	99,4	—
Gans	364	10	20	—
Gänseschmalz	896	—	99,5	—
Haselnüsse	678	14	62	18
Kokosfett	894	—	99	—
Kokosnuß, frisch	386	4	37	14
Leberwurst	450	12	40	—
Maiskeimöl	899	—	100	—
Mandeln	622	18	54	19
Margarine	722	1	80	—
Mayonnaise, 80 % Fett i. T.	764	—	80	—
Mettwurst	533	13	51	—
Mortadella	367	12	32	—
Oliven, grün	150	2,5	15	2,5
Pistazien	630	21	51	19
Salami	550	17	47	—
Schinkenspeck	667	10	60	—
Schlagsahne, 30 % Fett i. T.	321	2,4	32	3
Schmalzfleisch	533	10	50	—
Walnüsse	694	14	63	17

Kohlenhydratreiche Nahrungsmittel

100 Gramm des jeweiligen Nahrungsmittels enthalten Eiweiß (E),
Fett (F) und Kohlenhydrate (K) in Gramm:

	Kalorien kcal	E g	F g	K g
Ananas	47	0,8	—	12,2
Artischocke	48	1	—	5
Apfel	52	—	—	13
Backobst	280	3	—	64
Banane	85	1	—	22
Birnen, Dose	76	—	—	19,6
Biskuit	441	9	5	82
Bohnen, weiß	294	22	2	67
Bonbons, i. D.	390	1	—	94
Cornflakes	352	8	1	82
Datteln, getrocknet	274	1,9	—	72
Eiscreme	214	4	12	21
Eis, Frucht-	120	—	—	30
Erbsen, grün	84	3	0,5	17
Feigen, getrocknet	243	3,9	1,3	64
Graubrot, 1 Scheibe	110	3	—	21
Grieß (Weizen-)	362	10	1	71
Haferflocken	371	14	7	68
Heidelbeeren	62	1	—	15,3
Himbeersirup	286	—	—	70
Honig, i. D.	325	—	—	81
Karotten	27	1	0,2	8,6
Kartoffeln	70	2	0,11	17
Kirschen, süß	58	0,8	0,36	13
Kokosraspeln, getrocknet	606	5,6	62	30
Konfitüre, i. D.	261	—	—	66
Limonade, 0,33 l	160	—	—	40
Malzbier, ¼ l	114	1,5	—	20,5
Marzipan	460	8	25	64
Mehl (Weizen-), Type 405	349	11	1	75
Nougat	500	5	24	66

	Kalorien kcal	E g	F g	K g
Nudeln (Eier-)	356	13	3	40,2
Pfirsiche	46	1	—	11
Pils, ¼ l	108	1	—	10
Pommes frites	220	4	15	32
Pumpernickel, 1 Scheibe	100	3	—	20
Reis	360	8	—	78
Vollmilchschokolade	550	9	33	54
Zucker	399	—	—	99,8

Der Rheumakranke
mit Übergewicht

Auch der übergewichtige Rheumatiker muß sich mineral- und vitaminreich ernähren — bei gleichzeitiger Reduzierung der Kalorien.

Übergewicht verschlimmert das Leiden besonders bei Hüft- und Kniegelenksarthrosen durch die ständige Überbelastung dieser gewichtstragenden Gelenke. Die erfolgreiche Bekämpfung des Übergewichts bedeutet deshalb Entlastung und Schonung der Gelenke. Die Leistungsfähigkeit wird dabei gesteigert und die Schmerzen können häufig vermindert werden.

Der richtige Tagesbedarf

Der tägliche Kalorienbedarf richtet sich nach Körpergewicht, klimatischen Bedingungen, Alter und Geschlecht (siehe Tabelle Seite 33) sowie körperlicher Betätigung. Etwa 25 Kalorien je kg Körpergewicht benötigt ein Mann mit sitzender Tätigkeit, um sein Gewicht zu halten. Bei einem Körpergewicht von 70 kg wären das 1750 Kalorien pro Tag. Dagegen braucht ein Schwerarbeiter 50 Kalorien pro kg seines Gewichtes. Bei 70 kg Körpergewicht wären das immerhin 3500 Kalorien täglich.

Bei Frauen liegt der tägliche Kalorienbedarf um 10% niedriger als bei Männern. Eine Frau mit sitzender Tätigkeit und 60 kg Körpergewicht benötigt im Gegensatz zu ihrem männlichen Kollegen nur etwa 1350 Kalorien, um ihr Gewicht zu halten.

Mit zunehmendem Alter sinkt der Kalorienbedarf. Ältere Menschen kommen also mit weniger Nahrung aus. Darum neigen sie auch mehr zu Gewichtszunahme, wenn die Ernährungsgewohnheiten der Jugendjahre beibehalten werden.

Die Kalorien, die man mit der Nahrung zu sich nimmt, sind die Brennstoffe, die der Körper braucht, um Körperwärme und Muskelkraft zu erzeugen. Was nicht verbraucht wird, bildet als Energiereserve Fettgewebe. Abmagerung kann nur dadurch zustande kommen, daß mehr Kalorien verbraucht als zugeführt werden. So wird der Körper veranlaßt, seine Energiereserven anzugreifen, um Fett zu verlieren.

Der Rheumakranke ist wegen seiner Schmerzen nicht in der Lage, durch sportliche Betätigung seinen Kalorienverbrauch deutlich zu steigern. Die Reduzierung der Kalorienzufuhr, unter Berücksichtigung seiner speziellen Ernährungsbedürfnisse, ist für ihn deshalb die einzige Methode, um abzunehmen. Durch die richtige Diät wird dabei das Körpergewicht reduziert, während die körperliche und geistige Leistungsfähigkeit erhalten bleiben.

Schon 1000 bis 1200 Kalorien täglich genügen bei den meisten Berufen. Eine Ausnahme bilden nur die Schwerarbeiter.

Einschränkung der Kalorien allein genügt allerdings nicht. Immer bleibt die gezielte Auswahl der Nahrungsmittel für den Rheumatiker oberstes Gebot.

Auf die Minerale und Vitamine kommt es an.

Eiweißhaltige Nahrung

Eiweißhaltige Nahrung bewirkt eine Steigerung des Stoffwechsels. Dabei wird die Verbrennung der Nahrung und des körpereigenen Fettes angeregt. Daher soll die Diät eiweißreich sein.

Eiweiß liefert pro Gramm ca. 4 Kalorien.
Eiweißträger sind: mageres Fleisch, Fisch, Geflügel, Eier, Quark und magerer Käse.

Kohlenhydrathaltige Nahrung

Kohlenhydrate wie Zucker, Mehl, Brot, Kartoffeln, Reis und Teigwaren liefern pro Gramm annähernd 4 Kalorien Brennwert, allerdings in der Trockensubstanz, so daß beispielsweise Kartoffeln pro 100 eßbarem Anteil nur 70 Kalorien haben.

Auch Fruchtzucker zählt zu den Kohlenhydraten. Und weil viele Früchte reich an Fruchtzucker sind, müssen sie ebenso eingeschränkt werden.

Nachdem auch Hülsenfrüchte reich an Stärke sind, dürfen sie nur in geringen Mengen verwendet werden. Dazu zählen Bohnen, Linsen, Erbsen und Kichererbsen. Außer Avocados, die sehr viel Fett haben, sind die meisten anderen Gemüsearten arm an Kalorien. Um den Magen zu füllen, können sie in beliebigen Mengen roh oder gekocht gegessen werden. Artischocken und Möhren bzw. Karotten sollten allerdings nicht in Unmengen verzehrt werden, da sie relativ viel Stärke enthalten.

Fettreiche Nahrung

Mehr als doppelt so viele Kalorien wie Eiweiß und Kohlenhydrate liefern die Fette: ca. 9 Kalorien pro Gramm. Es sind dies: Butter, Margarine, Öl, Schmalz usw. Keine Frage, daß auch sie bei der Diät besonders stark reduziert werden müssen.

Jede Abmagerungsdiät soll reichlich Eiweißnahrung enthalten. Die Kalorienreduzierung dagegen soll zu Lasten von Fett und Kohlenhydraten gehen. Eiweißreiche Ernährung begünstigt die Abmagerung und ist für den Körper auch über Wochen und Monate gut verträglich. Weil der Stoffwechsel angekurbelt wird, ist es im Anschluß an die Diät leichter, das erreichte Gewicht zu halten.

Die richtige Zubereitung

Bei der Zubereitung der Speisen für die Abmagerungsdiät muß der hohe Kaloriengehalt von Fett beachtet werden. Darum sollen die Speisen ohne Zusatz von Fett gegart werden. Fleisch, Fisch und Geflügel kann gegrillt, gekocht, gedämpft oder ohne Fettzusatz in der Teflonpfanne gebraten werden. Beim Geflügel sitzt oft viel Fett unter der Haut, die deshalb vor der Zubereitung zu entfernen ist. Auch beim Fleisch wird alles sichtbare Fett abgeschnitten und nicht verwendet.

Gemüse darf mit Bouillon zur Geschmacksverbesserung angerichtet werden, aber nicht mit Butter oder Schmalz. Fette Bratensaucen oder andere fetthaltige Saucen wie Mayonnaise oder Hollandaise, auch alle frittierten Speisen sind verboten.

Salate kann man mit Zitrone, Obstessig oder Joghurt zubereiten. Früchte werden nicht mit Zucker, sondern mit Süßstoff gesüßt.

So verändert sich die Ernährung bei Übergewicht

Die folgende Tabelle ist eine Gegenüberstellung von Normalkost und Abmagerungsdiät. Der Vergleich zeigt deutlich, wo die Kalorien eingespart werden.

Die normale Ernährung

Frühstück:	Kalorien
Tee oder Kaffee	0
2 dl Milch	140
100 g Brot	260
30 g Butter	240
20 g Konfitüre	60
1 Ei	75
	775

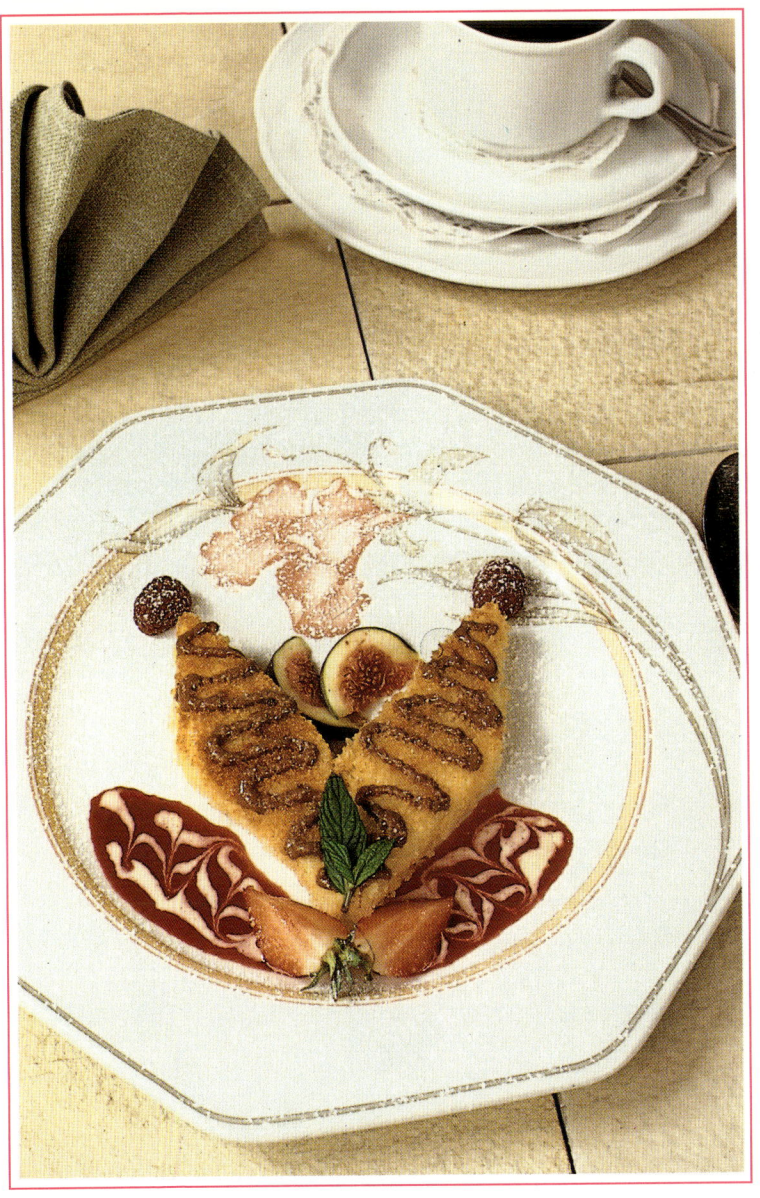

Grießschnitten (Rezept Seite 78)

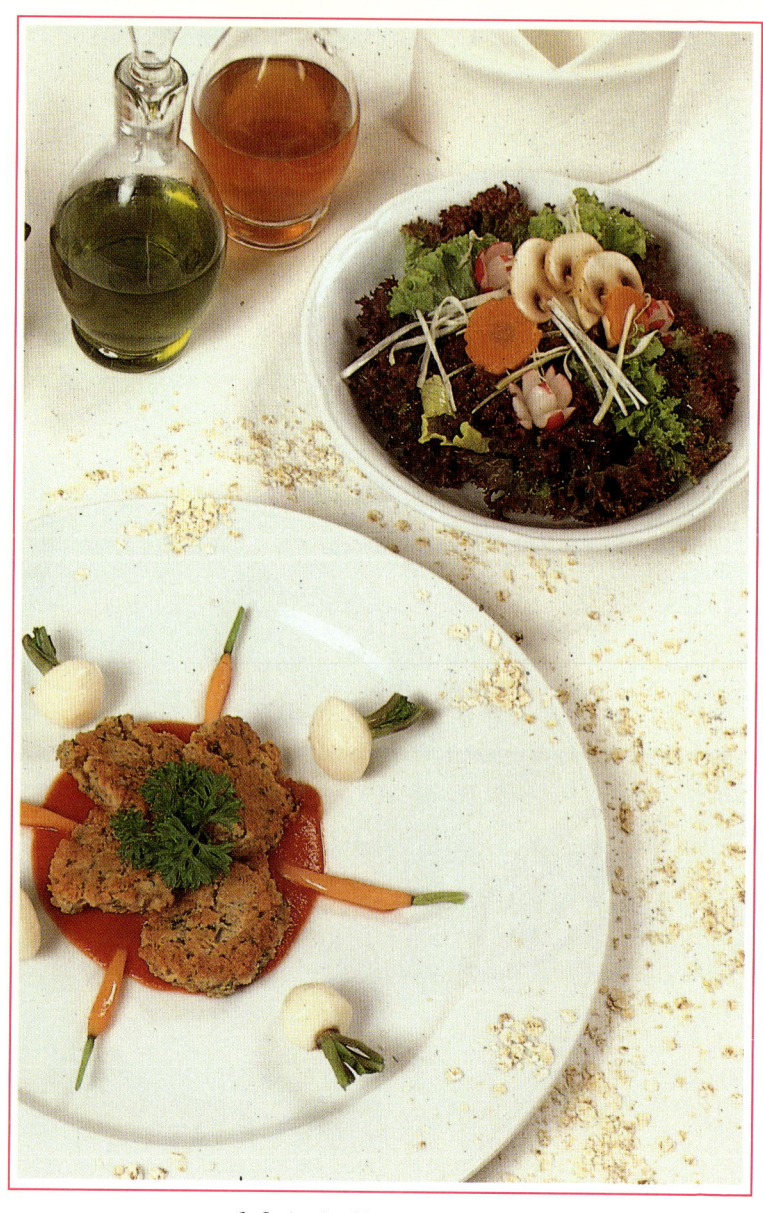

Haferflockenküchlein (Rezept Seite 81)

Mittagessen:	Kalorien
1 Teller Gerstensuppe	50
100 g Kalbskotelett	230
gebraten mit 10 g Fett	90
20 g Rahmsauce	70
100 g Spaghetti	350
mit 10 g Butter	90
100 g Kopfsalat mit 10 g Öl ..	110
150 g Apfel (= 1 Stück)	80
2 getrocknete Feigen	135
150 g Banane (= 1 Stück) ...	150
	1355

Abendessen:	Kalorien
1 Teller Bouillon	
mit Einlagen (10 g)	40
200 g Fisch	180
mit 10 g Öl gebacken	90
30 g Mayonnaise	200
200 g Salzkartoffeln	200
100 g Endiviensalat	
mit 10 g Öl	110
200 g Birnenkompott	160
50 g Biskuit	150
	1130

Zwischenmahlzeiten:	Kalorien
50 g Schokolade	280

Getränke:	Kalorien
3 dl Bier	150
2 dl Wein	120
1 Whisky (0,25 dl)	90
	360

| Kalorien pro Tag .... | 3900 |

Die Abmagerungsdiät

Frühstück:	Kalorien
Tee oder Kaffee	0
1 EL Milch	15
1 Knäckebrot	25
1 Apfel (oder 1 Orange oder	
½ Grapefruit)	80
1 Ei	75
	195

Mittagessen:	Kalorien
1 dl Grapefruitsaft	45
150 g gegrilltes Kalbfleisch ...	180
2 Knäckebrot	50
150 g Tomaten (gedämpft) ...	40
100 g Kopfsalat mit	
Zitronensaft	20
150 g Apfel (= 1 Stück)	80
	415

Abendessen:	Kalorien
1 dl Tomatensaft............	15
200 g Fisch, gekocht	180
100 g Salzkartoffeln	100
100 g Endiviensalat mit	
Zitronensaft	20
150 g Birnenkompott	
(mit Süßstoff)	90
	405

Getränke:	Kalorien
1 dl Apfelsaft	60
1 dl Traubensaft	80
	140

Kalorien pro Tag 1120

Reduktionsdiät für den übergewichtigen Rheumatiker

Dreimal sieben schlanke Mahlzeiten

Diese 3×7 Diätvorschläge für Frühstück, Mittag- und Abendessen versorgen den übergewichtigen Rheumatiker mit allen notwendigen Mineralien und Vitaminen und reduzieren gleichzeitig sehr wirksam die Kalorienzufuhr.

Alle Mahlzeiten lassen sich beliebig miteinander kombinieren, nur innerhalb einer Mahlzeit darf nichts verändert werden, um den Erfolg nicht zu gefährden. Die Diät soll so lange durchgeführt werden, bis das Normalgewicht wieder erreicht ist.

Die Kalorienzahl aller möglichen Kombinationen liegt zwischen ca. 800 und 1000 Kalorien. Da ist sogar noch Platz für kalorienarme und dabei vitamin- und mineralienreiche Zwischenmahlzeiten.

Täglich sollen 2 Liter Flüssigkeit getrunken werden: Mineralwasser, Kräutertee, schwarzer Tee und Kaffee, wobei nur mit Süßstoff gesüßt werden darf.

Die Speisen sollen schmackhaft gewürzt werden. Dazu wenig Salz, aber reichlich Küchenkräuter (reich an Mineralstoffen und Vitaminen) verwenden.

Siebenmal Frühstück:

① Kaffee oder Tee, evtl. mit Süßstoff
   2 Scheiben Knäckebrot
   100 g Trinkmilch, 1,5% Fett
   1 Apfel

② Kaffee oder Tee, evtl. mit Süßstoff
   1 Scheibe Knäckebrot
   150 g Magermilchjoghurt mit Früchten

③ Kaffee oder Tee, evtl. mit Süßstoff
   1 EL Milch
   1 Scheibe Roggenschrotbrot
   1 kleines Ei

④ Kaffee oder Tee, evtl. mit Süßstoff
   1 Scheibe Pumpernickel
   100 g Kräuterquark, 10% Fett

⑤ Kaffee oder Tee, evtl. mit Süßstoff
   2 Scheiben Knäckebrot
   100 g Magerquark
   1 TL Honig

⑥ Kaffee oder Tee, evtl. mit Süßstoff
   1 Scheibe Leinsamenbrot
   50 g Magerquark
   100 g Radieschen

⑦ Kaffee oder Tee, evtl. mit Süßstoff
   150 g Magermilchjoghurt mit Früchten
   1 EL Haferflocken

Siebenmal Mittagessen

jeweils für 1 Person:

1.

»Buletten« mit Gurkensalat

150 g Beefsteakhack · 100 g Zwiebeln · 1 kleines Ei
1 Gurke · 1 Birne
Kaffee oder Tee, evtl. mit Süßstoff

Hackfleisch mit Zwiebeln und Ei vermengen, mit Salz und Pfeffer würzen, braten ohne Fett oder grillen.

Geschälte Gurke hobeln oder in Stücke schneiden, salzen, pfeffern, mit Kräutern (Dill, Schnittlauch) und Zitronensaft abschmecken.

2.

Gegrillte Hähnchenbrust

150 g Hähnchenbrust
200 g Tomaten · 100 g Fenchel
100 g Kartoffeln
1 Scheibe Ananas, möglichst frisch
Kaffee oder Tee, evtl. mit Süßstoff

Fleisch mit Rosmarin und wenig Salz würzen, grillen.

Tomaten und Fenchel in Bouillon dünsten, mit Rosmarin, Thymian und Basilikum würzen.

Kartoffeln kochen, leicht salzen.

3.

Leber mit Zwiebeln und Apfelringen

---

150 g Rinderleber · 100 g Zwiebeln · 1 Apfel

1 Kopfsalat · Schnittlauch · Petersilie · Zitronensaft

Kaffee oder Tee, evtl. mit Süßstoff

Zwiebeln und Apfelringe ohne Fett rösten. Leber braten, würzen mit Pfeffer, wenig salzen.

Salat mit Zitronensaft und Kräutern abschmecken.

4.

Schweineschnitzel

---

150 g Schweineschnitzel

200 g Schwarzwurzeln

1 Pfirsich

Kaffee oder Tee, evtl. mit Süßstoff

Fleisch grillen und ohne Fett braten, würzen.

Gemüse mit Bouillon dünsten.

5.

Forelle

150 g Forelle
100 g Kartoffeln · Petersilie
150 g Kopfsalat · 100 g Tomaten · 1 Zwiebel
3 EL Beerenkompott
Kaffee oder Tee, evtl. mit Süßstoff

Fisch kochen oder grillen.

Kartoffeln kochen, wenig salzen, gehackte Petersilie darüberstreuen.

Gemischten Salat mit Zitrone oder Essig abschmecken, evtl. mit einem Spritzer flüssigem Süßstoff abrunden.

6.

Omelette mit Champignons

2 kleine Eier · 200 g Champignons · 250 g Spinat
100 g Kartoffeln
1 Orange
Kaffee oder Tee, evtl. mit Süßstoff

Champignons dünsten, leicht salzen, pfeffern. Eier schaumig schlagen, ohne Fett in einer Teflonpfanne stocken lassen. Spinat mit etwas Bouillon dünsten, mit Muskat würzen.

Salzkartoffeln kochen.

7.

Spargel mit gekochtem Schinken

500 g Spargel
100 g gekochter Schinken ohne Fettrand
200 g Melone
Kaffee oder Tee, evtl. mit Süßstoff

Spargel in Salzwasser garen.
Mit Schinkenröllchen oder –scheiben servieren.

Siebenmal Abendessen

1.

Ölsardinen

100 g Ölsardinen · 1 Knäckebrot · 200 g saure Gurken

Öl abtropfen lassen. Die Sardinen mit den Gurken garnieren.

2.

Hähnchenkeule mit Selleriesalat

---
150 g Hähnchenkeule

300 g Sellerie · Petersilie

Fleisch grillen oder ohne Fett braten, leicht salzen und pfeffern. Sellerie kochen, abkühlen lassen, mit Zitrone und gehackter Petersilie abschmecken.

3.

Roastbeef mit Pfifferlingen

---
100 g Roastbeef · 200 g Pfifferlinge · 1 Knäckebrot

Pilze in wenig Bouillon dünsten, mit Roastbeef und Brot servieren.

4.

Gemüsesuppe mit Rindfleisch

---
100 g Rindfleisch, mager · 100 g Kartoffeln

100 g Porree · 100 g Sellerie

Fleisch in Bouillon garen, später das vorbereitete Gemüse dazugeben und mitkochen.

5.

Truthahn (Puter)

---
100 g Truthahnbrust
---
200 g Feldsalat oder Kopfsalat
---
1 Knäckebrot

Fleisch grillen, nach Belieben würzen.
Salat mit Zitrone oder Essig und Kräutern anrichten.

6.

Kräuterquark mit Salzkartoffeln

---
200 g Magerquark · Schnittlauch · Petersilie

Kresse · 1 Knoblauchzehe
---
100 g Kartoffeln

Quark mit den gehackten Kräutern und Gewürzen abschmek-
ken. Die Knoblauchzehe am besten hacken und mit Salz zerdrük-
ken.
Salzkartoffeln kochen.

7.

Leber-Grillspieße

---

150 g Hühnerleber · 200 g Zwiebeln

150 g grüne Bohnen

Leber und Zwiebeln abwechselnd auf Spieße stecken, grillen.
Gemüse mit Bouillon dünsten.

Die Zwischenmahlzeiten

Wenn der Hunger zu groß wird, helfen die folgenden füllstoff-
reichen Nahrungsmittel. Roh oder gekocht und mit mineral-
und vitaminreichen frischen Kräutern gewürzt, können sie wie
kleine Delikatessen schmecken.

Zwischenmahlzeiten, Kalorien je 100 g:

	kcal		kcal
Auberginen	19	Kopfsalat	10
Bleichsellerie	12	Möhren (Karotten)*	27
Blumenkohl	23	Paprikaschoten	20
Bohnen, grün	35	Pilze, frisch	20—35
Chicorée	11	Porree	25
Chinakohl	11	Radieschen	13
Feldsalat	12	Rhabarber	11
Gurken	13	Rosenkohl	30
Gurken, eingelegt	17	Rotkohl, Weißkohl	22
Knollensellerie	21	Sauerkraut	16
Kohlrabi	25	Tomaten	17

---

* Möhren nicht in unmäßigen Mengen essen, da sie relativ viel Stärke enthalten.

Die antientzündliche Rheumadiät

1. Für die Herstellung dieser Kost ist es notwendig, daß alle für die Zubereitung nötigen Küchengeräte aus nichtrostendem Metall bestehen, da sonst wertvolle Nährstoffe bei der Bearbeitung der Gemüse verloren gehen.

2. Zum Braten verwende man möglichst Sonnenblumenöl oder normales Olivenöl, zum Zubereiten von Salatsaucen alle kaltgepreßten Öle, Sonnenblumenöl, Nachtkerzenöl usw. Man nehme 3mal 1 Kapsel Distelöl ein (reich an Omega-6-Fettsäuren und Vitamin E), in allen Apotheken erhältlich.

3. Man verwende möglichst wenig Kochsalz. Als gleichwertiger Ersatz dienen alle kochsalzfreien Salze wie Selleriesalz, Kräutersalz usw.

4. Zum Würzen sind alle Fleischextrakte verboten, dafür verwende man möglichst viele frische Kräuter. Die Würzkräuter dürfen nie mitgekocht werden, sondern man gibt sie erst kurz vor dem Anrichten zu den Speisen, bzw. überstreut diese damit.

5. Anstelle von weißem Mehl verwende man möglichst Vollkornmehl, anstelle des polierten Reis unpolierten Vollwertreis. Weißer Zucker ist grundsätzlich durch Rohzucker oder Honig zu ersetzen.

6. Kochwasser von Gemüse soll nie weggeschüttet werden — es kann jederzeit zum Aufgießen von Suppen und Saucen dienen. Alle Gemüsereste geben, in Wasser gekocht, ebenfalls eine gute Aufgußflüssigkeit für Suppen und Saucen.

7. Es ist wichtig, die Gemüse immer frisch zu verwenden und nie lange in geputztem Zustand liegen zu lassen. Wird nur

für eine Person gekocht und das Gemüse für 2 Mahlzeiten auf einmal eingekauft, so muß die Rohkost immer als erste Mahlzeit gegeben werden (z.B. 1. Selleriesalat, 2. Selleriesuppe).

8. Vor jeder Mittags- und Abendmahlzeit werden Früchte gereicht, im Winter können auch getrocknete Früchte als Vorspeise dienen. Dies ist in dem nachfolgenden Speisezettel nicht besonders vermerkt.

9. Der nachfolgende Speisezettel muß nicht unbedingt genau eingehalten werden, er soll vielmehr den Hausfrauen Anregungen für die Gestaltung eines vegetarischen Speiseplanes geben. Es sind deshalb auch immer wieder Hinweise für Gerichte, die bei gleicher Zubereitungsart ausgetauscht werden können, eingeflochten. Außerdem ist vegetarische Kost naturgemäß sehr stark abhängig von den Jahreszeiten.

10. Die Rezepte sind, wo nicht anders angegeben, jeweils für 1 Person berechnet. Nachdem diese Kostform aber absolut keine Kranken- oder Schonkost darstellt, spricht nichts dagegen, die gesamte Familie auf diese Art zu ernähren. Dies bedeutet für die Hausfrau eine Erleichterung, für die gesunden Familienmitglieder die Umstellung auf eine sehr bekömmliche Ernährungsweise und für den Rheumakranken selbst keine fortwährende Mahnung an seinen Krankheitszustand.

Die antientzündliche Rheumadiät wird 2- bis 4mal im Jahr in Fällen mit chronisch entzündlichen Rheumaerkrankungen eingesetzt mit dem Ziel, die Abwehrlage zu bessern und Schmerzen zu lindern. Die Kost ist als fleischfreie Diät konzipiert. Sie beginnt mit einigen Fastentagen, der *einwöchigen Umstellungsdiät,* und wird dann über 2—4 Wochen unter Anwendung der empfohlenen Rezepte durchgehalten. Wo immer möglich, sollte Distelöl in Form von Salatöl oder 3mal täglich als Kapsel eingenommen werden, um den antientzündlichen Effekt der Diät zu steigern (siehe auch Kapitel über mehrfach ungesättigte Fettsäuren, Seite 23).

Einwöchige Umstellungsdiät

Obstkur

1. und 2. Tag: *morgens* 400 g Obst
mittags 700 g Obst
abends 400 g Obst

Dazu nach Wunsch Pfefferminz- oder Hagebuttentee, mit Honig gesüßt

3. Tag: *morgens* nüchtern 2 TL Karlsbader Salz in einem Glas lauwarmem Wasser verrühren und zügig trinken. Danach Hagebutten- oder Pfefferminztee.
Mittags Gemüsebrühe: 1 Stange Porree, 2 Möhren, 2 Tomaten, Sellerie, gehackte Petersilie mit 1 l Wasser 30 Minuten kochen, durchseihen, mit Sojawürze o. ä. abschmecken.
Abends Gemüsebrühe und/oder Früchtetee.

4. bis 6. Tag: *morgens* Hagebuttentee,
vormittags ¼ l Traubensaft,
mittags Gemüsebrühe (s. o.),
nachmittags Traubensaft,
abends Pfefferminztee.

7. Tag: *morgens* 1 roh geriebener Apfel,
mittags Kartoffelsuppe: 3—4 Kartoffeln in ungesalzener Gemüsebrühe weich kochen, durchpassieren, mit etwas Butter und Sojawürze abschmecken.
Abends Gemüsebrühe (s. o.) und/oder Früchtetee.

Beginn der antientzündlichen Rheumadiät:
Speisezettel für 14 Tage
(Mittags- und Abendessen)

Zum Frühstück essen Sie am besten immer Müsli, das Sie je nach Jahreszeit, Lust und Laune abwandeln können. Statt Sahne oder Milch lassen sich auch Fruchtsaft oder Joghurt prima dafür verwenden. Ein Müslirezept finden Sie auf Seite 92.

Mittag:

① Blumenkohlauflauf, Kartoffeln in der Schale gekocht, grüner Salat, Apfelschnee

② Kartoffelring mit Pilzen, Feldsalat, Grießflammeri, Fruchtsaft

③ Selleriesuppe, Haferflockenküchlein, Tomatensauce, grüner Salat, Kompott

④ Gefüllte Kohlrabi, Kartoffelbrei, grüner Salat, Obstsalat

⑤ Gemüsebrühe mit Hafermarkklößchen, Kartoffelmaultaschen

⑥ Gebackene Selleriescheiben, Kartoffeln in der Schale gekocht, Weißkrautgemüse, Sauermilchspeise

⑦ Kartoffelsuppe, Haferflocken-Apfel-Schmarrn

⑧ Spinatpudding, Meerrettichsauce, Bratkartoffeln, grüner Salat, gefüllte Äpfel

⑨ Gebundene Reissuppe, Zwetschgenknödel

⑩ Wirsingklößchen, ungarische Kartoffeln, Feldsalat, Quarkauflauf, Fruchtsaft

⑪ Gemüsebrühe mit Reis, Krautwickel, Kartoffel-, Gurkensalat

⑫ Gefüllte Tomaten mit Reisfülle, Karotten- und Erbsengemüse, Vanilleäpfel

⑬ Gemischte Gemüsesuppe, Kartoffelnudeln, Blaukrautgemüse, Orangensülze

⑭ Kartoffelpudding, Zwiebelsauce, Sauerkrautsalat, Quarkspeise mit Früchten

Abend:

① Reistöpfchen mit Erbsen und Pilzen, grüner Salat

② Selleriesalat mit Äpfeln, Tomatensalat, Vollkornbrot, Butter

③ Petersilienkartoffeln, Rote-Rüben-Salat

④ Italienischer Salat, Vollkornbrot, Butter

⑤ Klare Gemüsebrühe in Tassen, Knäckebrot, Kräuterbutter, Karotten, Rettichsalat

⑥ Gefüllte Tomaten mit Gemüsesalat, grüner Salat, Volkornbrot, Butter

⑦ Käseschnitten, Blaukrautsalat

⑧ Grießschnitten, Obstsaft oder frische, eingezuckerte Früchte, Knäckebrot, Butter

⑨ Quark mit Röstkartoffeln, Rettichsalat, Zwetschgenkompott

⑩ Joghurt mit Früchten, Vollkornbrot, Butter

⑪ Kartoffelküchlein, Spinatgemüse

⑫ Kartoffelgemüse, Karotten- und Blaukrautsalat

⑬ Reisauflauf, frischer Obstsaft oder eingezuckerte Früchte

⑭ Kohlrabigemüse, Kartoffelschnee, grüner Salat

Rezepte zur antientzündlichen Rheumadiät

(in alphabetischer Reihenfolge)

1.

Apfelschnee

---

250 g Äpfel · 2 EL Schlagrahm · 20–30 g Zucker

1 Prise Vanillezucker · etwas Zitronensaft

Äpfel waschen, auf einem Blech in der Röhre braten, bis sie ganz weich sind. Durch ein Sieb streichen und mit Zucker, Vanillezukker und Zitronensaft mischen. Wenn die Masse erkaltet ist, den steif geschlagenen Schlagrahm unterziehen und nochmals kalt stellen.

Der Apfelschnee kann auch roh zubereitet werden. Man reibt die gereinigten Äpfel, mischt die Geschmackszutaten, denen man noch eine Prise Zimt beigibt, unter und hebt sofort den steifen Schlagrahm unter die Masse.

2.

Blaukrautgemüse

½ *kleiner Kopf (250 g) Blaukraut (Rotkohl)*

10 g Distelöl · ½ Zwiebel · 1 Nelke · ½ Apfel · Zitronensaft

Salz · knapp ⅛ l Wasser · 1 TL Sahne

Kraut putzen, waschen, in feine Streifen schneiden oder hobeln. Öl im Topf zergehen lassen, Kraut, geschnitzelten Apfel, ganze Zwiebel, in die man die Nelke hineinsteckt, Zitronensaft, Salz und kochendes Wasser zugeben, im geschlossenen Topf weich dämpfen, Sahne zugeben, nochmals durchkochen, dann abschmecken.

3.

Blaukrautsalat

(Foto Seite 16)

---

250 g Blaukraut (Rotkohl) · 1 EL Distelöl

Zitronensaft · ½ Zwiebel · 1 Prise Zucker · Salz

*nach Belieben 1 kleiner geriebener Apfel oder
etwas geriebener Meerrettich*

Blaukraut putzen, vom Strunk befreien, fein hobeln oder schneiden, mit lauwarmem Wasser waschen, gut abtropfen lassen, zuerst mit Zitronensaft mischen, damit es eine schöne Farbe behält, dann mit den übrigen Zutaten anmachen, 1 bis 2 Stunden durchziehen lassen.

4.

Blumenkohlauflauf

300 g Blumenkohl · 15 g Butter · 2 Eier

½ dl Sahne · 2 dl Brühe

Blumenkohl sauber putzen und waschen, in kleine Röschen teilen und in Brühe und Butter weich garen. Anschließend pürieren und Eier sowie Sahne zugeben. Abschmecken mit Salz, Muskat und weißem Pfeffer.

Die Masse in ausgefettete Auflaufförmchen füllen und im Wasserbad bei 150 °C Ofentemperatur ca. 30 Minuten stocken lassen.

5.

Bratkartoffeln

250 g Kartoffeln · 20 g Distelöl · Salz

Kartoffeln schälen, waschen und in Viertel teilen, kleine Kartoffeln ganz lassen. Öl in einer Pfanne oder einem flachen Tiegel heiß werden lassen, die Kartoffeln hineingeben und zugedeckt etwa 30 Minuten goldgelb braten, dann Deckel abheben, salzen und offen fertigbraten.

6.

Feldsalat

Man rechnet für eine Person etwa 125 g Salat.
Salatsauce wie bei grünem Salat (Seite 78).

7 a)

Gebackene Selleriescheiben

250 g (1 Knolle) Sellerie · Salz · 30 g Mehl
2—3 EL Milch · Öl

Sellerie gut waschen, in Salzwasser halbweich kochen, schälen
und in 1 cm dicke Scheiben schneiden. Aus Mehl, Milch und Salz
einen dicken Pfannkuchenteig herstellen, die Selleriescheiben
darin wenden, in reichlich Öl in der Pfanne ausbacken.

Selleriescheiben können auch nach folgendem Rezept gebraten werden:

7 b)

Gebratene Selleriescheiben

---

250 g Sellerie · Zitronensaft · Salz · 1 TL Mehl · 20 g Öl

1—2 EL saurer Rahm · 3—4 EL Wasser oder Gemüsebrühe

Sellerie putzen, waschen, in 1 cm dicke Scheiben schneiden, mit Salz einreiben und mit Zitronensaft beträufeln. Etwa 1 Stunde durchziehen lassen, dann in Mehl wenden und in einer Stielpfanne in heißem Öl auf beiden Seiten goldbraun braten. Mit Rahm begießen, diesen etwas anbräunen, dann mit Wasser oder Gemüsebrühe aufgießen und bei kleiner Flamme noch etwa 10 Minuten durchziehen lassen.

8.

Gebundene Reissuppe

(Foto Seite 17)

---

20 g Vollwertreis (ungeschälter Reis) · 10 g Butter

1 gestrichener TL Mehl · etwas Sellerie- und Petersilienwurzel

Muskatnuß · gut ¼ l Wasser oder Gemüsebrühe

1—2 TL Sahne · feingewiegte Petersilie oder Kerbel

Reis verlesen, gut waschen und mit dem Mehl zusammen in der heißen Butter andünsten, kochende Flüssigkeit zusammen mit den Sellerie- und Petersilienwürfeln dazugeben, 20 Minuten ko-

chen lassen und mit Sahne, Salz, Petersilie und Muskat abschmek-
ken.

9.
Gefüllte Äpfel

1. Art

Für 2—3 Personen:

4 mittelgroße Äpfel · Haselnußkerne · Sultaninen

einige Datteln · 1—2 EL süßer Rahm

3 Äpfel schälen, mit einem Apfelausstecher das Kernhaus entfer-
nen. Ein Apfel wird gut gewaschen, mit der Schale gerieben, mit
Sultaninen, feingehackten Nüssen, entkernten und feingehackten
Datteln und Rahm vermischt und die Masse in die ausgehöhlten
Äpfel gefüllt. Man kann die Äpfel mit Schlagsahne verzieren.

2. Art

Für 2—3 Personen:

3 mittelgroße Äpfel · 1 Handvoll Sultaninen · Zucker

Zimt · Butter · ⅛ l Apfelwein

Die Äpfel schälen, mit dem Ausstecher das Kernhaus entfernen,
in eine gut ausgebutterte Auflaufform legen und mit den gewaschenen Sultaninen, Zucker und Zimt füllen. Dann den Apfelwein darübergießen, mit Zucker und Zimt bestreuen, Butterflöckchen daraufsetzen und in der Röhre weich dämpfen.

Die Äpfel können anstatt mit Sultaninen mit Preiselbeeren oder
mit einer säuerlichen (Johannisbeer-)Marmelade gefüllt werden.

10.

Gefüllte Kohlrabi
(Foto gegenüber)

Für 2—3 Personen:
3 mittelgroße Kohlrabi · Salzwasser
FÜR DIE SEMMELFÜLLE:
1 Semmel · 3—4 EL Milch · 15 g Butter · Salz · Petersilie
Zwiebel · etwas Rahm
ZUM BRATEN:
1 EL Distelöl · 3—4 EL Gemüsebrühe
1 TL Tomatenmark · 1 TL saurer Rahm

Kohlrabi putzen, waschen und in Salzwasser halbweich kochen.
Dann oben einen Deckel abschneiden, mit dem Kaffeelöffel oder
Kartoffelausstecher die Kohlrabi aushöhlen, mit Semmelfülle
füllen, Deckel darauflegen, mit Butterstückchen belegen oder
mit Öl bestreichen, 10—15 Minuten in einer Auflaufform oder
Bratreine in der Röhre braten, Gemüsebrühe allmählich zugeben,
kurz vor dem Herausnehmen Tomatenmark und sauren Rahm
darübergeben, abschmecken.

Fülle: Semmel in kleine Würfel schneiden, mit lauwarmer Milch
übergießen, durchziehen lassen. Feingewiegte Zwiebel und Petersilie in Butter andünsten, mit der feingewiegten Kohlrabimas-
se, die man durch das Aushöhlen gewonnen hat, mit Semmeln,
Salz und Rahm mischen, abschmecken, einfüllen. Auf die gleiche
Art können gefüllte Sellerieknollen hergestellt werden.

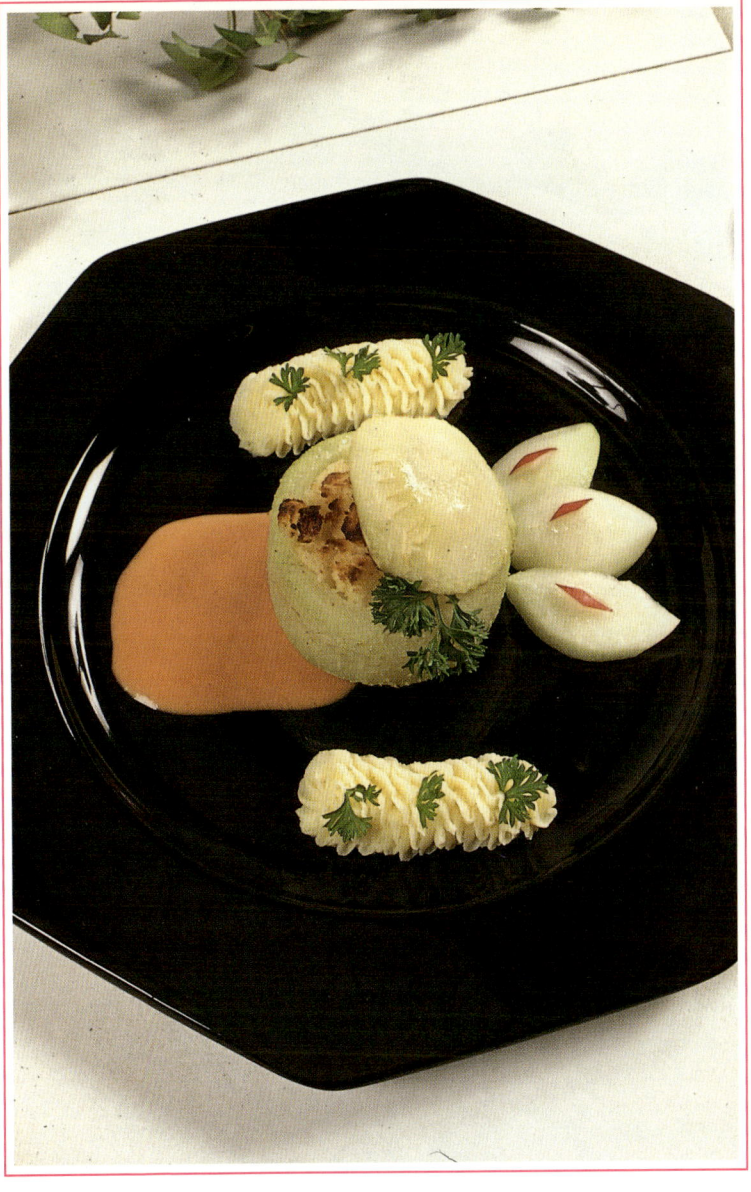

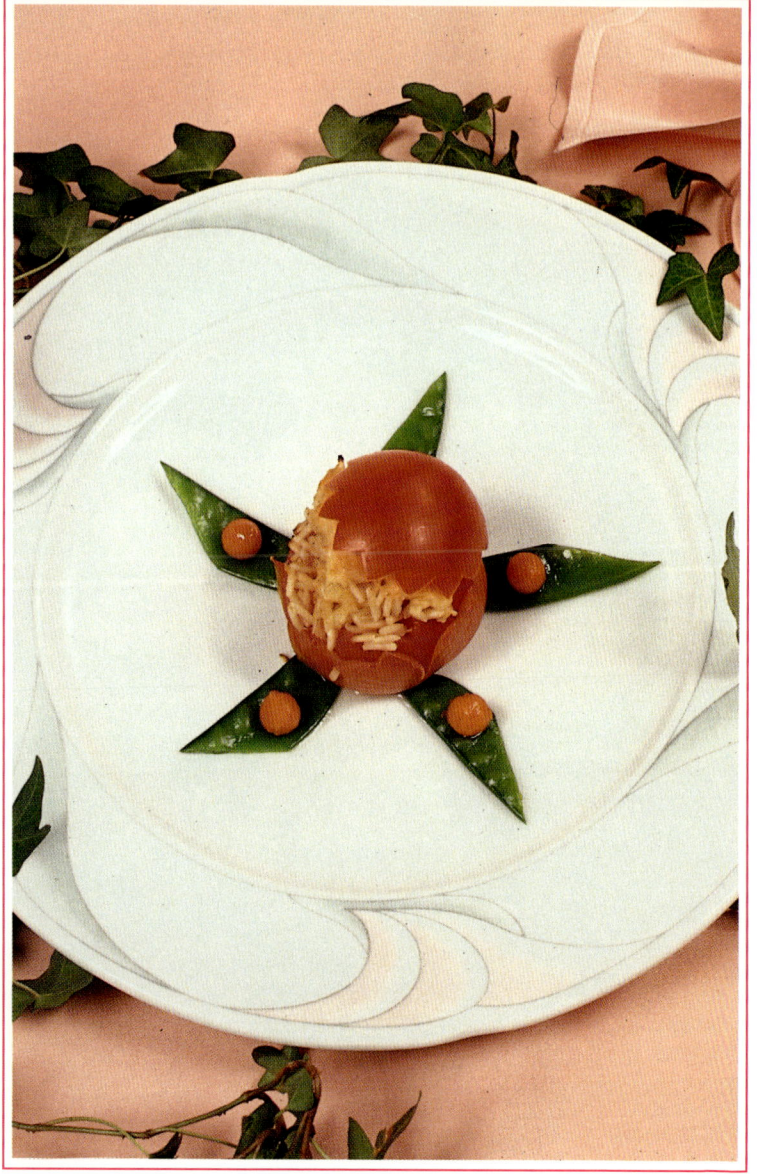

11

Gefüllte Tomaten
(Foto gegenüber)

Für 1—2 Personen:

3—4 mittelgroße, feste, reife Tomaten · Salz

Gemüsesalat oder Quark als Fülle

Tomaten waschen, halbieren, vorsichtig aushöhlen, leicht salzen, mit gut abgeschmecktem Gemüsesalat oder Quark füllen. Eine Platte mit angemachtem grünen oder Endiviensalat belegen und die gefüllten Tomaten darauf anrichten.

Füllungen:

a) Gemüsesalat

½ kleine Sellerieknolle · 2 EL Erbsen · 100 g Karotten

---
1 kleiner Kohlrabi · 1 Apfel · 1 kleine Kräutergurke

---
1 EL Distelöl · Salz · 1—2 TL Zitronensaft · 1 EL Rahm

Gemüse waschen, putzen, Sellerie, Karotten und Kohlrabi in Würfel schneiden, mit den Erbsen in Salzwasser weich dünsten, auf einem Sieb abtropfen lassen (Gemüsewasser aufheben und zum Aufgießen von Suppen und Saucen verwenden!). Apfel und Gurke in Würfel schneiden, das Innere der Tomaten fein zerkleinern, mit den Gemüsen mischen, mit Salz, Öl, Zitronensaft und Rahm anmachen.

Anmerkung: Die Zusammenstellung der Gemüse richtet sich weitgehend nach der Jahreszeit. Auch alle rohen Gemüsesalate (Karotten, Blumenkohl fein geraffelt, Sellerie, Kohlrabi usw.) eignen sich als Fülle für Tomaten. Anstelle von Rahm können unter den Gemüsesalat 1—2 TL Mayonnaise oder Nuxo Mandelmayonnaise (im Reformhaus erhältlich) gemischt werden.

b) Quarkfülle

80—100 g Quark · 3 TL Weizenflocken · 1 EL Rahm

Salz · Petersilie · Zwiebel · Kümmel

Quark mit Rahm verrühren, Weizenflocken, das feingehackte Innere der Tomaten, feingeriebene Zwiebel, gehackte Petersilie, Salz und Kümmel dazugeben, Tomaten füllen, auf grünem Salat anrichten.

12 a)

Gefüllte Tomaten mit Reisfülle

3—4 feste, mittelgroße Tomaten · Salz

ZUR FÜLLE:

50 g ungeschälter Reis · ¼ l Gemüsebrühe oder Wasser

10 g Butter · Muskat · feingehackte Petersilie

Zwiebel · Öl zum Braten

Tomaten waschen, Deckel abschneiden, vorsichtig aushöhlen, leicht salzen, mit der Reismasse füllen, in eine gut gefettete Auflaufform geben, mit etwas geriebenem Käse bestreuen, Deckelchen daraufsetzen, mit Butterflöckchen belegen und 10 Minuten im heißen Rohr braten.

Fülle: Reis waschen, mit kochendem Wasser überbrühen, abgießen, in der Gemüsebrühe fertigquellen lassen, mit Butter, Muskat, feingehackter Petersilie und Zwiebeln verrühren, mit Salz abschmecken, einfüllen.

12 b)

Gefüllte Tomaten mit Zwiebelfülle

---
2 große Zwiebeln · 15 g Butter · 1 EL Mehl · Salz

Muskat · ⅛ l Milch oder Rahm

Zwiebeln schälen, in Scheiben schneiden, in kochendem, wenig gesalzenem Wasser halbweich kochen. Butter in einem Topf zergehen lassen, die Zwiebel hineingeben, 10 Minuten dünsten, mit Mehl stauben, Milch oder Rahm dazugeben, mit Salz und Muskat würzen, nochmals durchkochen lassen und in die vorbereiteten Tomaten füllen.

Die Tomaten können auch mit Pilzen oder mit Erbsen oder Karottengemüse gefüllt werden; dann wird grüner Salat dazu gereicht.

13.

Karottensalat

---
200 g Karotten · Salz · 1 EL süßer Rahm · wenig Zucker

1—2 TL Zitronensaft · 2 TL Distelöl · feingehackte Zwiebel

Karotten waschen, putzen, nochmals kurz waschen, reiben oder durch eine Rohkostmaschine drehen. Aus Öl, Zitronensaft, Salz und Zucker eine Salatsauce herstellen, sofort mit den Karotten mischen, zuletzt den Rahm darunterziehen, mit Zwiebeln, Schnittlauch und Petersilie abschmecken.

Der Karottensalat läßt sich im Geschmack beliebig verändern durch Zugabe von etwas geriebenem Meerrettich, feingewürfelten Kräutergurken, geriebenen Äpfeln oder auch durch etwas Schlagsahne.

14.

Gemischte Gemüsesuppe

---

100 g Gemüse, je nach Geschmack und Jahreszeit · 1 EL Öl

15—20 g Mehl · gut ½ l Wasser · Salz

Petersilie oder Schnittlauch · etwas Rahm oder Milch

Gemüse putzen, waschen, würfelig schneiden, in heißem Öl andünsten, mit Mehl stauben, aufgießen und mit Biß garen, also keinesfalls völlig zerkochen. Abschmecken mit Salz, feingeschnittenen Kräutern, nach Belieben etwas Milch oder Rahm hinzufügen.

Beispiele für die Zusammenstellung der Gemüse: frische Erbsen, Karotten, Blumenkohl, wenig Petersilienwurzel; oder Kohlrabi, Karotten, junge Bohnen usw.

15.

Gemüsebrühe

---

1 Untertasse knapp voll kleingeschnittenem Wurzelwerk
(Sellerie, Petersilienwurzel, Karotte, Lauch)

---

1 TL Öl · ½ Zwiebel mit Schale · ½ Tomate

---

1 kleines Blatt Liebstöckel · ½ l Wasser

Wurzelwerk gut waschen, kleinschneiden, in Öl anrösten, kalt aufgießen und langsam köcheln lassen. Tomate und Zwiebel in die kochende Brühe geben. Abschmecken mit Salz, feingehacktem Petersiliengrün und feingeschnittenem Schnittlauch, dann nicht mehr kochen lassen. Wird die Gemüsebrühe zum Aufgießen von Gemüsen oder Saucen verwendet, so wird sie vorher durchpassiert.

Als Einlage für die Gemüsebrühe eignen sich alle Getreideprodukte wie Grieß, Grünkern, Haferflocken, Graupen, Grütze, Reis. Man rechnet für eine Person jeweils 20 g dieser Erzeugnisse. Sie werden entweder in die fertige Brühe eingestreut und durchgekocht oder mit dem Wurzelwerk zusammen angeröstet und aufgegossen.

16.

Grießflammeri

¼ l Milch · 25 g Grieß · 1 EL Zucker · Zitronenschale

1 EL Rosinen · 1 nußgroßes Stückchen Butter

Milch mit Zitronenschale zum Kochen bringen, dann den Grieß einrühren, einige Male aufkochen lassen. Dann die Masse vom Feuer nehmen, Zucker, die heiß gewaschenen Rosinen und die Butter dazugeben, in eine mit kaltem Wasser gut ausgespülte Form füllen und kalt werden lassen. Dazu frischgepreßten Saft von Orangen oder eingezuckerte Beeren reichen.

17.

Grießschnitten
(Foto Seite 48)

¼ l Milch · 10 g Butter · 1 Stück Zitronenschale
2 EL Zucker · 65 g grober Grieß
ZUM PANIEREN:
Ei oder Eireste, mit Wasser verschlagen · Semmelbrösel
Öl zum Backen · Zucker und Zimt zum Bestreuen

Aus Milch, Butter, Zitronenschale, Zucker und Grieß einen steifen Grießbrei kochen, den Brei noch heiß auf eine mit kaltem Wasser abgespülte Porzellanplatte 1 cm dick aufstreichen, erkalten lassen, in Schnitten teilen, diese in Ei und Semmelbrösel wenden, in der Pfanne in heißem Fett ausbacken, mit Zucker und Zimt bestreuen.

Die Schnitten können auch ohne Zucker, mit Salz und Muskat gewürzt, hergestellt und als Beilage zu Gemüse gereicht werden.

18.

Grüner Salat

Für 2 Personen:
1 kleiner Kopf- oder Endiviensalat · 1 EL Distelöl
Zitronensaft · wenig Selleriesalz · Zwiebel
Schnittlauch · Petersilie

Salat putzen, gut waschen, aber nicht im Wasser stehenlassen, große Blätter zerteilen, Rippen nicht herausschneiden. Endiviensalat putzen, waschen, in feine Streifen schneiden und nochmals kurz waschen. Zuerst den Salat mit Öl mischen, Zitronensaft, Salz, eventuell eine ganz kleine Prise Zucker, die feingehackten Würzkräuter und geriebenen Zwiebeln in einer Tasse zusammenrühren und unmittelbar vor dem Anrichten mit dem Salat mischen.

19.

Grünkernküchlein

65 g Grünkernschrot · gut ⅛ l Wasser
Salz · gehackte Petersilie und Zwiebel · 10 g Butter
½ Ei · Schnittlauch
ZUM PANIEREN:
½ Ei, mit Wasser verschlagen · Semmelbrösel
Ausbacköl

Grünkernschrot mit Wasser und Salz zu einem dicken Brei kochen. Da die Masse leicht anbrennt und eine sehr lange Kochdauer hat, ist es günstig, sie auf kleiner Flamme gar ziehen zu lassen. Petersilie und Zwiebel in Fett andünsten und mit den übrigen Zutaten unter den erkalteten Brei mischen. Küchlein formen, in Ei und Bröseln wenden und in der Pfanne ausbacken.

20.

Gurkensalat

½ große oder 1 sehr kleine Salatgurke
Salz · Zitronensaft · wenig Zucker · Schnittlauch
Petersilie · Borretsch · Dill · 1 EL süßer Rahm

Gurke waschen, dünn abschälen, in feine Scheiben schneiden oder hobeln, kurz vor Gebrauch mit Salz, Zitronensaft, Zucker und feingehackten Kräutern mischen, zuletzt den Rahm zugeben.

Anmerkung: Der Gurkensalat darf nie zuerst gesalzen und dann ausgedrückt oder das Salzwasser weggegossen werden. Damit gehen wertvolle Nährstoffe verloren und der Gurkensalat wird sehr schwer verdaulich.

21.

Haferflocken-Apfel-Schmarrn

75 g Haferflocken · 20 g Butter · 1–2 EL Zucker
6–8 EL Milch · 3 mittelgroße Äpfel
etwas Zimt und abgeriebene Zitronenschale
Öl zum Ausbacken · Zucker zum Bestreuen

Butter und Zucker schaumig rühren, Äpfel mit der Schale raspeln, sofort untermischen, Haferflocken, Milch und Geschmackszutaten zugeben, verrühren und zugedeckt kurze Zeit stehenlassen. In der Pfanne in heißem Öl als Schmarrn ausbacken, also mit dem Bratwender in Stücke zerteilen, mit Zucker überstreuen.

22.

Haferflockenküchlein
(Foto Seite 49)

---

50 g Haferflocken · 2 EL Mehl · 1 Msp Hefe · 6 EL Milch

Salz · gehackte Petersilie · Öl

Haferflocken, Mehl, zerbröselte Hefe, Salz und Petersilie in eine Schüssel geben und mit der Milch anrühren. Den Teig 30 Minuten stehenlassen, dann mit einem Eßlöffel Küchlein abstechen und in der Pfanne in heißem Öl goldbraun backen. Sofort zu Tisch geben.

Anstelle von Haferflockenküchlein können auch Reisküchlein oder Grünkernküchlein hergestellt werden (siehe entsprechende Rezepte).

23.

Hafermarkklößchen
(Suppeneinlage)

---

20 g Butter · 20–30 g Hafermark · ½ Ei

Salz · wenig Muskat

Butter schaumig rühren, etwas Hafermark, das angewärmte Ei und den Rest des Hafermarks zugeben, fest rühren und mit Salz und Muskat abschmecken.

Kleine Klößchen formen und in kochende Gemüsebrühe einlegen. Anstatt Hafermark kann auch Grieß für die Klößchen genommen werden.

24

Italienischer Salat

250 g gekochte Kartoffeln · 125 g rote oder 125 g gelbe Rüben
1 kleiner Apfel · ¼ geriebene Zwiebel · 1 Tomate
1 kleine Gewürzgurke · Petersilie · Schnittlauch · einige Kapern
Salz · Öl · Zitronensaft · Sahne

Kalte Kartoffeln in kleine Würfel schneiden, ebenso Rüben, Apfel, Tomate und Gewürzgurke, mit den feingehackten Kräutern, Kapern und Zwiebel mischen, mit Salatsauce anmachen, gut abschmecken.

Nach Belieben kann anstelle der Salatsauce Mayonnaise oder Nußmayonnaise verwendet werden, die man mit Milch oder Sahne verdünnt.

25.

Joghurt mit Früchten

Eingezuckerte Früchte wie Himbeeren, Johannisbeeren, Erdbeeren, Zwetschgen, Birnen, Äpfel usw., werden mit einem Glas Joghurt übergossen, nach Belieben mit Zucker oder geriebenen Nüssen bestreut und kalt gestellt oder gleich gegessen.

26.

Käseschnitten

---

65 g Reibekäse · 1 EL Rahm · 15 g Butter · Paprika

Vollkornbrotscheiben · Butter

Vollkornbrot in ½ cm dicke Scheiben schneiden, mit Butter bestreichen, auf ein geöltes Backblech legen und anrösten. Butter, Käse, Rahm und Paprika zusammen verrühren, die Schnitten auf der gebutterten Seite mit der Masse bestreichen, 5–10 Minuten im heißen Ofen backen, bis sie goldgelb sind. (Käse darf nie zu dunkel werden, da er sonst bitter schmeckt.)

27.

Kartoffelbrei

---

250 g Kartoffeln · 4–6 EL Milch · 1 nußgroßes Stückchen Butter

Salz

Wenn die Kartoffeln noch schön sind, als Pellkartoffeln kochen, sonst Salzkartoffeln zubereiten. Heiß durchpressen, mit kochender Milch fest schlagen (Schneebesen), die zerlassene Butter zufügen und mit Salz abschmecken. Der Kartoffelbrei kann mit in Butter gerösteten Zwiebelringen angerichtet werden.

28.

Kartoffelgemüse

---

250 g rohe Kartoffeln · ½ feingeschnittene Zwiebel

⅛ l Wasser oder Gemüsebrühe · Salz · 1–2 TL Zitronensaft

NACH BELIEBEN:

1 Nelke · ½ Lorbeerblatt · etwas Liebstöckel oder Muskat

Majoran · Thymian

Rohe Kartoffeln in Scheiben schneiden und mit den Gewürzen und der Zwiebel weich garen.

29.

Kartoffelküchlein

Kartoffelteig (s. nachfolgendes Rezept »Kartoffelmaultaschen«)

50 g Quark · feingehackte Petersilie · Öl zum Ausbacken

Kartoffelteig herstellen, mit Quark und Petersilie mischen, eine Rolle formen, 1–1½ cm dicke Scheiben abschneiden, nachformen, in heißem Fett in der Pfanne ausbacken.

Die Kartoffelküchlein können auch ohne Quark bereitet werden.

30.

Kartoffelmaultaschen

FÜR DEN KARTOFFELTEIG:
250 g gekochte Kartoffeln · 20–30 g Mehl · Salz · ¼ Ei
FÜR DIE FÜLLE:
30 g Butter · 2 EL saurer Rahm · 250 g Äpfel
20–25 g Zucker · Öl für die Reine · 2 EL kochende Milch
Zucker zum Bestreuen

Kartoffeln kochen, heiß durchdrücken und auf das Nudelbrett ausbreiten. Nach dem Erkalten rasch mit Mehl, Ei und Salz zusammenarbeiten, ausrollen und mit einer Tasse oder einem weiten Glas runde Flecke ausstechen. Jeden Fleck mit Butter oder Öl und saurem Rahm bestreichen, mit den feingeschnitzelten Äpfeln belegen, mit Zucker bestreuen, zusammenrollen, in eine sehr gut gefettete Reine geben, oben gut mit Öl bestreichen, in der Röhre goldgelb backen. Zum Schluß die kochende Milch darübergießen, einziehen lassen, gleich anrichten und nochmals zuckern.

Zur Fülle lassen sich auch andere Obstsorten wie Zwetschgen oder Kirschen, die man vorher entsteint, verwenden. Man kann auch aus dem Teig etwa 10 cm lange und 10 cm breite Vierecke ausschneiden, diese füllen wie oben beschrieben, fest zusammenklappen, Ränder aufeinanderdrücken und in der Pfanne langsam ausbacken.

31.

Kartoffelnudeln

---

1 Rezept Kartoffelteig (siehe vorhergehendes Rezept)

Öl zum Ausbacken

---

1. Art: Kartoffelteig herstellen, fingerdicke Nudeln formen und in der Pfanne langsam in heißem Öl backen.

2. Art: Kartoffelteig herstellen, bleistiftdicke, kurze Nudeln formen, in heißem Öl in der Bratpfanne goldgelb backen, mit knapp ⅛ l kochender Milch übergießen, in der heißen Röhre backen, bis die Milch eingezogen ist, dann auf eine Platte stürzen.

Die Kartoffelnudeln können auch mit Kompott gegessen werden, in diesem Fall werden sie mit Zucker überstreut; gibt man Apfelmus dazu, kann man sie mit Zucker und Zimt bestreuen.

32.

Kartoffelpudding

Für 4 Personen:

FÜR DIE KARTOFFELMASSE:

---

1 kg gekochte Kartoffeln · 200 g Mehl · 3 Eier

Die noch warmen gekochten Kartoffeln durchpressen, dann Mehl und Eier nach und nach unterarbeiten. Die Masse muß schnell verarbeitet werden, da sie sonst Wasser zieht und zerfällt. In ausgebutterte Förmchen füllen und im Wasserbad oder im Ofen bei 170 °C garen.

33.

Kartoffelring mit Pilzen

(Foto Seite 32)

---
250 g Kartoffeln · 30 g Butter · Selleriesalz

Muskat · Butter für die Form

Kartoffeln in der Schale kochen, heiß schälen und durchpressen. Die Butter schaumig rühren, mit den Gewürzen mischen und die noch warmen Kartoffeln dazugeben, abschmecken. Eine kleine Ringform ausbuttern, die Masse einfüllen und in der Röhre 15 Minuten backen. Die Form auf einen Teller stürzen und in die Mitte Pilzgemüse füllen.

33 a)

Pilzgemüse

---
250 g frische Pilze · 20 g Butter · 1 TL Mehl

geriebene Zwiebel · feingehackte Petersilie · Gemüsebrühe

Selleriesalz

Pilze sehr sorgfältig putzen (immer ganz frisch verwenden!), kurz, aber gründlich waschen und in feine Scheiben schneiden. Butter heiß werden lassen, Zwiebel, Petersilie und die Pilze hineingeben und etwa 10 Minuten dünsten. Salz dazugeben, mit Mehl stauben, wenn nötig, mit Gemüsebrühe aufgießen. Das ganze Gericht mit feingehackter Petersilie überstreuen.

Karotten, Kohlrabi, Spinat und Bohnen eignen sich ebenfalls, auf dieselbe Art zubereitet, vorzüglich als Füllung für den Kartoffelring.

34.

Kartoffelsalat

---

250 g in der Schale gekochte Kartoffeln

---

4 EL Gemüsebrühe oder aufgelöste Würzpaste (Reformhaus)

---

1 EL Distelöl · 1–2 TL Zitronensaft · Salz

½ Zwiebel · feingehackter Schnittlauch

Die Kartoffeln heiß schälen, in Scheiben schneiden, mit heißer Brühe übergießen. Öl, Zitronensaft, Salz und Zwiebeln mischen, vorsichtig unter die Kartoffeln heben, einige Stunden durchziehen lassen, zuletzt mit Schnittlauch überstreuen.

Kartoffelsalat kann durch Zugabe verschiedener Geschmackszutaten beliebig verändert werden, z.B. durch frische Gurkenscheiben, gekochte oder rohe, feingeschnittene Sellerie- oder Tomatenscheiben, feingehackte frische Kräuter wie Kerbel, Petersilie, gehackte Gewürzgurken, geraffelten Rettich oder Radieschen.

35.

Kartoffelschnee

---

250 g Kartoffeln · Salz

Wasser oder Gemüsebrühe · 10 g Butter

Schwarzbrotbrösel oder Weizenflocken

---

gehackte Petersilie

Kartoffeln waschen, schälen, halbieren, in Salzwasser oder Gemüsebrühe weich kochen, heiß durchpressen, in eine angewärmte

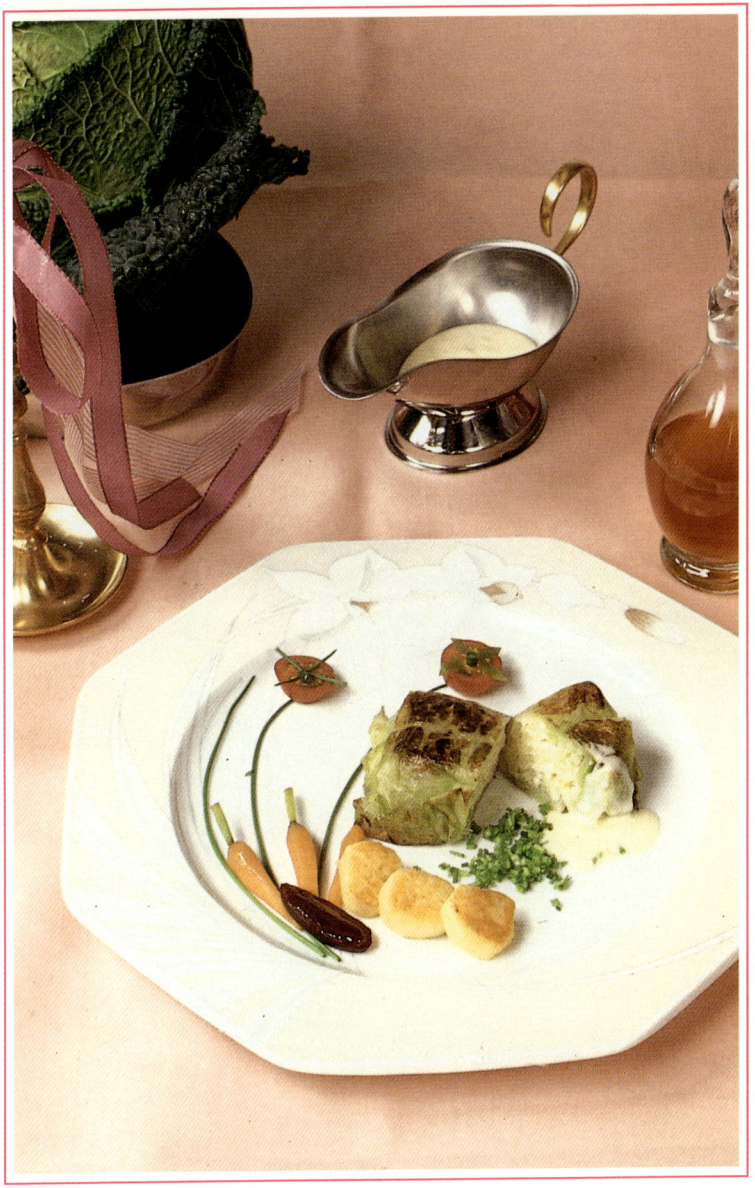

Krautwickel (Rezept Seite 90)

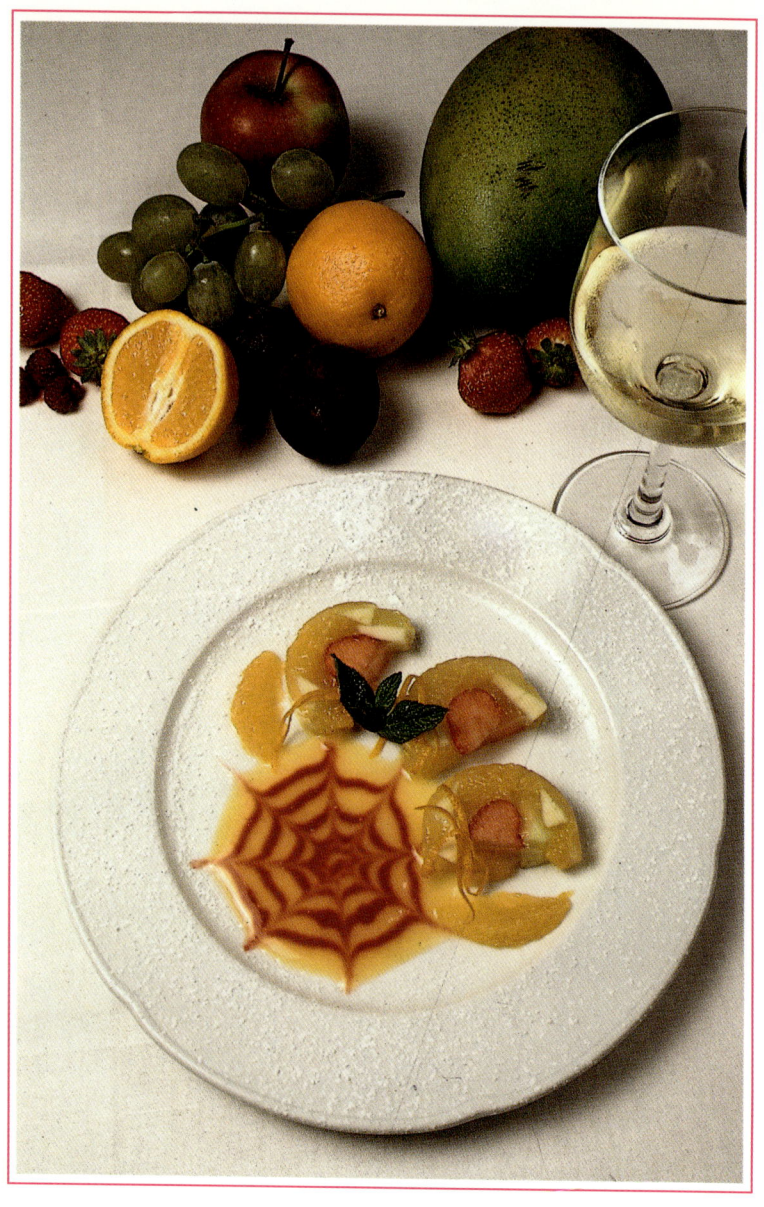

Orangensülze (Rezept Seite 94)

Schüssel geben, mit gerösteten Schwarzbrotbröseln oder Weizenflocken und gehackter Petersilie überstreuen.

36.

Kartoffelsuppe

(Foto Seite 33)

---

125 g Kartoffeln · 20 g Butter · 1 kleine Zwiebel

Suppengrün (Karotten, Sellerie, Petersilie, Lauch) · ½ l Wasser

Salz · Muskat · Majoran oder frische Petersilie

Würzpaste (Reformhaus)

---

1. Art: Die Zwiebeln in der Butter hellgelb dünsten, die gewaschenen und kleingeschnittenen Gemüse dazugeben und kurz mitdünsten, dann die gewaschenen, geschälten und in Würfel geschnittenen Kartoffeln untermengen, mit Wasser auffüllen und etwa 20—30 Minuten kochen lassen. Dann mit Salz, Kräutern und Würzpaste gut abschmecken.

2. Art: Kartoffeln waschen, schälen, in kleine Würfel schneiden. Wurzelwerk ebenfalls waschen und kleinschneiden. Wasser zum Kochen bringen, die Zutaten hineingeben und weich kochen. Zwiebelringe in Fett andünsten und über die fertige Suppe geben.

37.

Kohlrabigemüse

Siehe Rezept »Pilzgemüse« (Seite 87).

Die jungen Blätter der Kohlrabi feingehackt mitdünsten, wenn keine Blätter vorhanden, mit viel gehackter Petersilie abschmecken.

38.

Kräuterbutter

Butter · Salz

frische Kräuter wie: Schnittlauch, Petersilie, Dill, Borretsch,
Basilikum, Zitronenmelisse, Zwiebeln nach Geschmack

Butter schaumig rühren, die Kräuter waschen, abzupfen, fein
hacken, unter die Butter mischen, abschmecken.

39.

Krautwickel
(Foto Seite 88)

Für 1—2 Personen:

1 kleiner Kopf Weißkraut (250—350 g) · 15 g Butter

½ Zwiebel · ½ TL Würzkräuter · Muskat · Gemüsebrühe

Salz · 1 EL Rahm

Von dem geputzten Krautkopf vorsichtig die äußeren Blätter ab-
lösen, in Salzwasser halbweich kochen. Das übrige Kraut grob
schneiden, in Salzwasser weich kochen, fein hacken. Die feingeschnittene Zwiebel in Butter hellgelb dünsten, das Kraut 5 Minuten mitdünsten, mit Salz, Kräutern und Muskat abschmecken. Je
1—2 EL dieser Masse auf ein vorgekochtes Krautblatt legen, auf-
rollen und an den Seiten einschlagen. Die Krautwickel in eine
gut gefettete feuerfeste Bratform legen, anbräunen, mit Gemüse-

brühe aufgießen und im Rohr etwa 30 Minuten backen, kurz vor dem Herausnehmen den Rahm darüberträufeln.

Die Krautwickel können auch mit einer Reisfülle bereitet werden:

---

50 g Vollwertreis · ⅛ l Wasser · Salz · 1 TL geriebener Käse

1 TL Tomatenmark · Muskat

Reis gut waschen, in kochendes Wasser geben, in 5—10 Minuten halbweich kochen, mit grobgehacktem Kraut, Käse, Tomatenmark, Salz und Muskat mischen. Krautblätter füllen und im Rohr garen wie oben.

40.

Meerrettichsauce

---

1 gestrichener TL Butter · 1 gestrichener EL Mehl

⅛ l Wasser oder Gemüsebrühe · wenig feingehackte Zwiebel

½ kleine Stange Meerrettich · Salz · 1 Prise Zucker

1 EL süßer Rahm

Meerrettich putzen, waschen, kurz vor der Zubereitung reiben. Aus Butter, Mehl und Zwiebeln eine helle Einbrenne herstellen, den geriebenen Meerrettich dazugeben, durchdünsten, mit Flüssigkeit auffüllen, 20—30 Minuten durchkochen lassen, mit Zukker und Rahm abschmecken.

Anstelle der Meerrettichsauce kann auch eine Kräutersauce gereicht werden. Dafür wird aus Butter, Mehl und Zwiebeln nach obigem Rezept eine helle Einbrenne hergestellt, mit Flüssigkeit aufgefüllt, etwa 5—10 Minuten durchgekocht und mit viel gewaschenen, feingehackten Kräutern wie Petersilie, Schnittlauch, Dill, Kerbel usw., Salz und süßem Rahm abgeschmeckt.

41.

Müsli

Der beste Start für einen guten Tag!

1 gehäufter EL Haferflocken · 3 EL Wasser
1 großer bzw. 2 kleine Äpfel · 1 EL Rosinen · Saft von ½ Zitrone
1 EL süßer Rahm oder Kondensmilch
Zucker nach Geschmack
1 EL geriebene Hasel- oder Walnüsse oder Mandeln

Am Abend vorher Haferflocken in Wasser einweichen. Kurz vor dem Frühstück die Äpfel waschen oder fest mit einem sauberen Tuch abreiben und mit der Schale reiben. Am besten unterbricht man das Reiben einige Male und mischt gleich den Apfelbrei unter die Haferflocken, damit er nicht braun wird. Die Rosinen heiß waschen und daruntermischen. Sie quellen aber noch schöner auf, wenn man sie gleich am Abend mit den Haferflocken zusammen einweicht. Das Müsli mit Rahm, Zucker und Zitronensaft würzen, mit geriebenen Nüssen überstreuen.

Je nach der Jahreszeit können die Äpfel auch durch andere Früchte ersetzt werden, z.B. im Sommer durch Beeren, die man zerquetscht daruntermischt, oder Steinobst wie Zwetschgen, Mirabellen usw., die ausgesteint in kleine Würfel geschnitten werden. Wird Trockenobst verwendet, so rechnet man 100 g für eine Mahlzeit, Trockenobst muß am Vorabend eingeweicht werden.

42.

Obstsalat

---

1 Apfel · 1 Banane · 1 Orange

4—5 Datteln oder 1 EL Weinbeeren · 1 EL Honig

Zitronensaft nach Geschmack · Wal- oder Haselnüsse

Apfel schälen, in kleine Scheiben schneiden, Banane, Orange und Datteln kleinschneiden, Weinbeeren heiß waschen und unter die übrigen Früchte mischen, mit Honig und Zitronensaft vermengen, gut durchziehen lassen. Die Nüsse entweder in kleine Stücke schneiden und unter den Salat mischen oder reiben und den Salat damit bestreuen.

Je nach Jahreszeit können auch andere frische Früchte sowie getrocknetes oder eingemachtes Obst verwendet werden. Sehr gut schmeckt Obstsalat mit etwas Sahne vermischt, es kann aber auch Schlagsahne als Beigabe gereicht werden.

43.

Orangensülze

(Foto Seite 89)

Saft von 2 Orangen und ½ Zitrone (zusammen ¼ l)

Schale von ½ unbehandelten Orange

Würfelzucker zum Abreiben · 1–2 EL Zucker

4 Blatt Gelatine · 6 EL Wasser zum Auflösen

---

1. Art: Orangen und Zitrone auspressen, Orangenschale am Würfelzucker abreiben und dazugeben, Zucker mit dem Saft verschlagen. 4 Blatt Gelatine in 6 EL kaltem Wasser einweichen. 30 Minuten stehenlassen, dann zum Kochen bringen, so lange kochen, bis keine Flöckchen mehr zu sehen sind, dann noch heiß mit dem Fruchtsaft mischen, in eine mit Wasser ausgespülte Form geben, kalt stellen. Vor Gebrauch stürzen und mit Schlagsahne verzieren.

2. Art: Orangen schälen, schnitzeln, filieren, in Zucker einige Stunden stehenlassen, dann den Saft abgießen, mit den übrigen Zutaten mischen wie bei 1. Art. Die Schnitzel in eine Glasschüssel legen, die Sülze darübergießen, erstarren lassen.

44.

Petersilienkartoffeln

---

250 g in Schale gekochte Kartoffeln · 10 g Butter

---

1 EL Mehl · ½ feingeschnittene Zwiebel

---

*gut ¼ l Wasser oder Gemüsebrühe, nach Belieben kann ein
Teil der Flüssigkeit durch Milch ersetzt werden*

Salz · 1 EL gehackte Petersilie

Die gekochten Kartoffeln schälen, in Scheiben schneiden, aus
Butter, Mehl und Zwiebel eine helle Einbrenne herstellen, mit
Flüssigkeit auffüllen, durchkochen lassen, abschmecken, die heißen Kartoffelscheiben zugeben, nochmals abschmecken, zuletzt
die Petersilie zugeben, dann nicht mehr kochen lassen.

45.

Quark

zu Kartoffeln oder als Brotaufstrich

125 g Quark mit 1–2 EL Rahm fest verrühren, würzen mit Salz,
Kümmel, feingeriebener Zwiebel und 1 Prise Paprika oder mit
feingeriebenen Radieschen, Salz, Schnittlauch und Petersilie oder
mit 1 EL Tomatenmark, Zwiebel, Schnittlauch, Bohnenkraut
oder mit Dill, Petersilie, Schnittlauch, Borretsch, Zitronenmelisse, Salz. Nach Belieben können auch feingehackte Kräutergurken
untergemischt werden.

46.

Quarkauflauf

20 g Butter · 1—2 EL Zucker
etwas Zitronenschale · 200 g Quark · 1 Handvoll Sultaninen
20 g Grieß · 1 Msp Backpulver
20 g Butter für die Form und zum Belegen

Butter und Zucker schaumig rühren, den Quark dazugeben, Grieß, abgeriebene Zitronenschale und die gewaschenen Sultaninen dazugeben. Eine feuerfeste Form gut ausbuttern, die Masse hineingeben, mit Butterflöckchen belegen und etwa ¾ Stunde im Rohr backen. Dazu Kompott oder frisches, eingezuckertes Obst. Der Quarkauflauf schmeckt auch sehr gut, wenn man geschnitzelte und mit Zucker und Zimt gemischte Äpfel unter die Quarkmasse gibt oder sie als Zwischenschicht einlegt.

47.

Quarkspeise mit Früchten

I. Art

125 g Quark · 10 g Butter · 1—2 EL Zucker
1 EL süßer Rahm
eingezuckerte Beeren oder ausgesteinte zerkleinerte, mit Zucker und Zimt vermischte Zwetschgen oder rohe geriebene, mit Zucker und Zimt vermischte Äpfel

Butter und Zucker schaumig rühren, Quark und Rahm zugeben und mit dem Schneebesen schaumig schlagen. Früchte in eine

Glasschale geben und darüber die gut abgeschmeckte Quarkmasse streichen, kalt stellen.

2. Art

⅛ l Milch · 1 TL Stärkemehl · abgeriebene Zitronenschale

125 g Quark · Zucker nach Geschmack · Früchte

Milch zum Kochen bringen, Stärkemehl mit etwas zurückgelassener kalter Milch anrühren, in die kochende Milch geben, einige Male aufkochen lassen, erkaltet mit dem Quark und den Geschmackszutaten sehr schaumig schlagen. Mit den Früchten in eine Glasschale schichten, kalt stellen.

48.

Reisauflauf

¼ l kalte Milch · 65 g Vollwertreis · Zitronenschale

20 g Butter · 2 EL süßer Rahm · 1–2 EL Zucker

1 kleine Handvoll Weinbeeren · 10 g Mandeln nach Belieben

Butter für die Form und zum Belegen

Reis waschen, brühen, mit Milch und Zitronenschale langsam, ohne zu rühren, weich kochen. Butter, Zucker und Rahm schaumig rühren, die gewaschenen Weinbeeren zugeben, den ausgekühlten Reisbrei löffelweise untermengen, in eine gut gefettete Auflaufform geben, mit Butterflocken belegen, mit Zucker und Zimt und gestifelten Mandeln bestreuen, 30 Minuten backen. Man kann den Reisauflauf auch lagenweise mit einem dicken Apfelmus, das gut mit Zitronenschale und Zimt abgeschmeckt ist, in eine Auflaufform schichten oder auch mit in Apfelwein oder Zitronensaft weichgedünsteten Äpfeln; hierbei werden die einzelnen Lagen mit Zucker und Zimt bestreut.

49.

Reistöpfchen mit Erbsen und Pilzen

80 g Vollwertreis · 10 g Butter · Salz · Muskat
etwas geriebene Zwiebel · ¼ l Wasser oder Gemüsebrühe
1 EL gekochte Erbsen
1 EL gekochte frische oder getrocknete Pilze

Reis gut waschen, brühen, Zwiebeln in Butter andünsten, Reis 2 Minuten mitdünsten, dann mit Wasser oder Gemüsebrühe aufgießen, Salz und Muskat zugeben und den Reis 15—20 Minuten bei kleiner Flamme gar kochen. Erbsen und Pilze untermischen, in gut gebutterte kleine Förmchen oder Tassen geben, 10 Minuten im Wasserbad garen, stürzen.

50.

Reisküchlein

65 g Vollwertreis · ¾₁₆ l Milch oder Gemüsebrühe
Salz · gehackte Petersilie · ½ Ei · 1 EL Hefeflocken
ZUM PANIEREN:
½ Ei mit etwas Wasser verschlagen
Semmelbrösel · Ausbacköl

Reis gut waschen und brühen, in der gesalzenen Milch weich kochen, in die ausgekühlte Masse Ei, Käse und gehackte Petersilie geben, abschmecken und erkalten lassen. Von der kalten Masse Küchlein formen, in Ei und Semmelbröseln wenden und in heißem Öl in der Pfanne ausbacken.

51.

Rettichsalat

1–2 Rettiche, je nach Größe · 1–2 TL Öl

1–2 TL Zitronensaft · Salz · 1 EL Rahm · 1 EL geriebene Nüsse

feingehackte Zwiebel · Schnittlauch

Rettiche waschen, fein hobeln, mit Öl, Zitronensaft, Salz und Kräutern mischen, zuletzt den Rahm unterziehen, mit geriebenen Nüssen bestreuen.

52.

Rote-Rüben-Salat

200 g rote Rüben · 1 Apfel · 1 EL Öl

1–2 TL Zitronensaft · Salz · Zwiebeln · Kümmel

Rote Rüben waschen, schälen, nochmals waschen, fein reiben, sofort den feingeriebenen Apfel daruntermischen und mit Salatsauce anmachen.

Nach Belieben kann der Rote-Rüben-Salat mit 1 TL Mayonnaise oder Mandelmayonnaise vermischt werden. Als Geschmackszutaten eignen sich anstelle von Kümmel auch etwas feingeriebener Meerrettich, Dill oder Senfkörner.

53.

Sauermilchspeise

⅛ l Sauermilch · 1–2 EL Zucker · Zitronenschale

1 TL Vanillezucker · 3 gehäufte TL Gelatine

6 EL Wasser zum Auflösen

Sauermilch und Zucker mit dem Schneebesen schaumig schlagen, die Geschmackszutaten dazugeben. Gelatine vorher mit 6 EL Wasser einweichen und so lange aufkochen, bis keine Flöckchen mehr zu sehen sind, dann unter die Speise mischen. In eine mit Wasser ausgespülte Glasschale geben und kalt stellen. Die Speise kann auch aus saurem Rahm hergestellt und mit Schlagsahne verziert werden.

54.

Sauerkrautsalat

(Foto Seite 104)

100–150 g Sauerkraut · ½ Zwiebel · 1 EL Distelöl

Zitronensaft · Salz · ½ Apfel

Sauerkraut waschen, auf dem Sieb abtropfen lassen, auflockern, mit Öl, Zitronensaft, Salz, feingehackter Zwiebel und geriebenem Apfel anmachen. Nach Belieben können 1 TL geriebener Meerrettich und 1 Prise Zucker daruntergemischt werden.

55.

Selleriesalat mit Äpfeln

½ große oder eine kleine Sellerieknolle

1–2 Äpfel (etwa die gleiche Menge wie Sellerie)

Salz · 2 EL Rahm oder Sauermilch · 1–2 TL Zitronensaft

geriebene Hasel- oder Walnüsse

Sellerie gründlich waschen, putzen, nochmals waschen, in den Rahm oder Sauermilch reiben oder raffeln, während des Reibens untermischen, damit sich der Sellerie nicht verfärbt, die gewaschenen Äpfel mit der Schale dazureiben und ebenfalls sofort untermischen, mit Salatsauce anmachen, abschmecken, mit geriebenen Nüssen überstreuen. Dieser Salat eignet sich auch als Fülle für Tomaten.

56.

Selleriesuppe

½ kleine Sellerieknolle · 1 EL Öl · 15–20 g Mehl

½ l Wasser oder Gemüsebrühe · Salz · 1 TL Rahm

Hefeflocken (Reformhaus)

Sellerie waschen, putzen, nochmals kurz waschen, in kleine Würfel schneiden, in Öl andünsten, mit dem Mehl stauben, mit Wasser oder Gemüsebrühe aufgießen, gut durchkochen lassen, zuletzt mit Salz abschmecken, Rahm dazugeben und mit Hefeflocken überstreuen.

57.

Spinatgemüse

Für 1–2 Personen:

250–500 g Spinat · ½ Zwiebel · 1–2 TL Hafermark · 1 EL Öl
Salz · Muskat · 1–2 TL Rahm oder Milch

Spinat verlesen, waschen, fein schneiden oder hacken, zusammen mit der feingeschnittenen Zwiebel in Öl andünsten (etwa ⅓ des Spinats roh zurücklassen), Hafermark darüberstreuen, mitdünsten, zuletzt mit Muskat, Salz, Rahm oder Milch abschmecken und den rohen, feingehackten Spinat zugeben, dann nicht mehr kochen lassen.

58.

Spinatpudding
(Foto Seite 105)

250 g Spinat · 50 g Vollkornbrot · 15 g Butter

etwas Milch · feingehackte Zwiebel und Petersilie · Salz

Muskat · Butter und Brösel für die Form

Spinat putzen, waschen, in kochendes Wasser geben und einmal aufwallen, dann gut abtropfen lassen und eventuell ausdrücken, pürieren oder sehr fein hacken. Das Brot in Stückchen brechen, mit wenig kochender Milch überbrühen. Zwiebeln und Petersilie in Öl andünsten, das eingeweichte Brot dazugeben, so lange auf dem Herd rühren, bis sich die Masse ballt und vom Topf löst, dann vom Feuer nehmen, den Spinat dazugeben, mit Salz und Muskat abschmecken. Eine Kochpuddingform gut fetten und ausbröseln, die Masse hineingeben, fest schließen und 45 Minuten im Wasserbad garen.

Dieser Pudding kann ebenso mit Wirsing zubereitet werden.

59.

Tomatensauce

1 gestrichener TL Butter · 1 gestrichener EL Mehl
2–3 Tomaten oder 1 EL Tomatenmark
Zwiebel · ¼ l Wasser · Salz · ganz wenig Zucker
etwas Zitronensaft · etwas Rahm

1. Art aus frischen Tomaten:

Aus Butter, Mehl und Zwiebeln eine helle Einbrenne herstellen, Tomaten waschen, in Stücke schneiden, zu der Einbrenne geben, durchdünsten, mit Wasser auffüllen. 10 Minuten durchkochen lassen, durch ein Sieb streichen und abschmecken.

2. Art aus Tomatenmark:

Einbrenne wie oben, Tomatenmark dazugeben, durchdünsten, auffüllen mit Wasser, 10 Minuten kochen lassen, abschmecken.

59 a)

Tomatenmark — selbstgemacht

Das im Handel angebotene Tomatenmark enthält meistens säure-haltige Konservierungsmittel, die für den Rheumakranken schädlich sind. Deshalb ist es ratsam, sich für den Winter selbst einen Vorrat an Tomatenmark zu schaffen. Dazu die Tomaten gut waschen, vom Kelch befreien, in Stücke schneiden und in einem nicht abgesprungenen Emailletopf ohne Wasser unter ständigem Umrühren zu Brei verkochen. Dann die Tomaten durch ein Sieb streichen, nochmals dick kochen, in kleine Weckgläser füllen und 25—30 Minuten bei 75 °C sterilisieren.

60.

Ungarische Kartoffeln

250 g Kartoffeln · 1 EL Öl · 1 große Zwiebel
1—2 Paprikaschoten · ⅛ l Wasser oder Gemüsebrühe · Salz
1 EL saurer Rahm · 1 gestrichener TL Mehl
etwas Liebstöckel und Basilikum

Kartoffeln waschen, roh schälen, in Würfel schneiden, in heißem Fett Zwiebel anbräunen, Kartoffeln und Paprika dazugeben, alles andünsten, auffüllen, salzen, zugedeckt köcheln lassen. Den sauren Rahm mit dem Mehl verquirlen, über die halbweichen Kartoffeln gießen, diese vorsichtig mit der Schaufel umwenden, gar dünsten, mit Salz und Kräutern abschmecken.

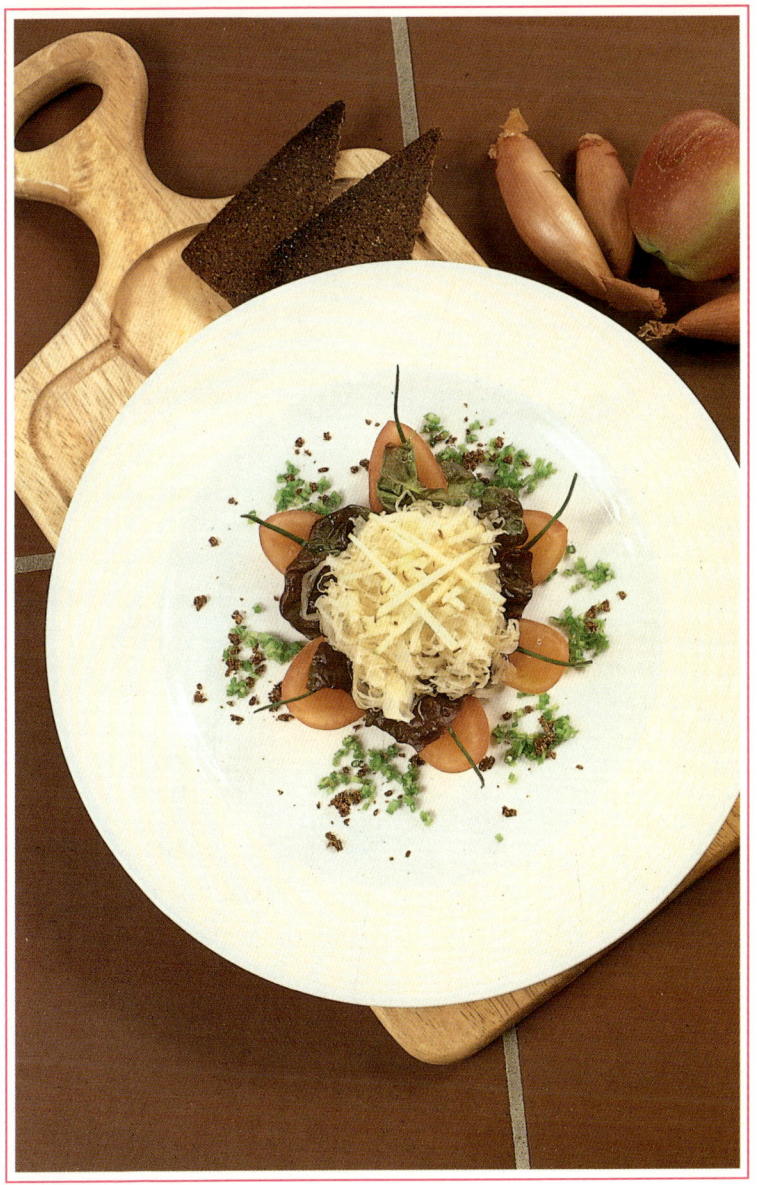

Sauerkrautsalat (Rezept Seite 100)

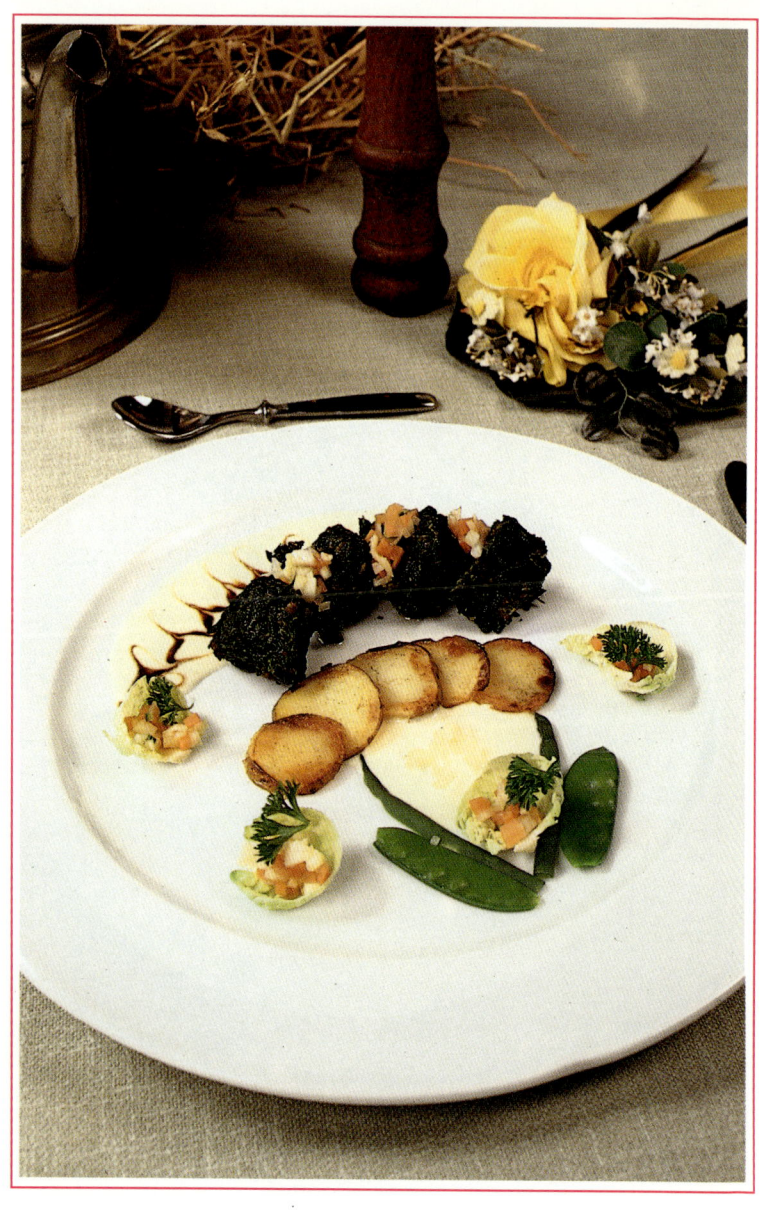

Spinatpudding mit Meerrettichsauce und Bratkartoffeln
(Rezepte Seite 102, 91, 68)

61.

Vanilleäpfel

Für 1—2 Personen:

2 mittelgroße Äpfel · ¹/₈ l Wasser · 2—4 TL Zucker

Zitronensaft · säuerlich schmeckendes Gelee oder Marmelade

FÜR DIE VANILLECREME:

¹/₄ l Milch · ¹/₂ TL Vanillezucker · 1 EL Zucker

15 g Stärkemehl · 2 EL Schlagsahne

Äpfel schälen, Kernhaus ausstechen, Wasser mit Zucker und Zitronensaft zum Kochen bringen, Äpfel vorsichtig hineingeben, weich kochen, aber nicht zerfallen lassen, auf eine Platte oder in eine Glasschüssel legen, mit Marmelade füllen. Kalte Milch mit dem Stärkemehl verrühren, auf dem Feuer unter ständigem Rühren dick werden lassen, Zucker und Vanillezucker dazugeben, vom Feuer nehmen, mit der steifgeschlagenen Schlagsahne vermischen, sofort über die Äpfel gießen, erkalten lassen.

62.

Weißkrautgemüse

250 g Weißkraut · 2 EL Öl · 2 EL Wasser

4 EL Apfelwein · Salz · Kümmel

Weißkraut putzen, waschen, hobeln, in heißem Öl zusammen mit den feingeschnittenen Zwiebeln und Kümmel andünsten, mit Wasser und Apfelwein aufgießen, salzen, weich dünsten, abschmecken.

63.

Wirsingküchlein

---

250 g Wirsing · Salzwasser · ½ Zwiebel

feingehackte Petersilie · 10 g Butter zum Andünsten

50 g Weizenflocken · Salz · Muskat

Öl zum Ausbacken

Wirsing putzen, waschen, achteln und in Salzwasser halbweich kochen, gut abtropfen lassen, fein hacken oder durch die Fleischmaschine drehen. Feingehackte Petersilie und Zwiebel in Butter andünsten und zum Wirsing geben. Die Weizenflocken mit wenig Wirsingwasser übergießen, etwas aufquellen lassen, der Masse hinzufügen, mit Salz und Muskat würzen. Wenn die Masse zu weich ist, noch einige Brotbrösel daruntermischen. Kleine Küchlein formen und in heißem Öl in der Pfanne ausbacken.

64.

Zwetschgenknödel

---

1 Rezept Kartoffelteig (siehe »Kartoffelmaultaschen« Seite 85)

180–200 g frische oder eingemachte Zwetschgen

Salzwasser · 25 g Butter · 30 g Semmelbrösel · Zucker · Zimt

Den Kartoffelteig herstellen, etwa ½ cm dick ausrollen, in Vierecke schneiden, die so groß sein müssen, daß man eine Zwetschge hineinlegen kann. Die Zwetschgen entsteinen und in die Teigvier-

ecke einhüllen, die Knödel nachformen und in siedendem Salzwasser 10 Minuten ziehen lassen. Semmelbrösel in Butter rösten,
mit Zucker und Zimt mischen und die Knödel darin wenden.
Sofort anrichten und nochmals gut mit Zucker und Zimt bestreuen. Die Knödel schmecken auch vorzüglich mit frischen
oder eingemachten Aprikosen.

65.

Zwiebelsauce

---

1 gestrichener TL Öl · 1 gestrichener EL Mehl

1–2 Zwiebeln · ⅛–¼ l Wasser oder Gemüsebrühe · Salz

---

1 TL Zitronensaft · etwas feingehackte Petersilie

Öl erhitzen, Mehl darin mittelbraun rösten, die feingeschnittenen Zwiebeln zugeben und dunkelbraun dünsten, auffüllen, salzen, 20 Minuten offen durchkochen lassen, abschmecken.

Zum Kartoffelpudding kann anstelle von Zwiebelsauce auch eine
Tomaten- oder Kräutersauce gegeben werden.

Alphabetisches Register

Die Gerichte der antientzündlichen Rheumadiät:

Die Gerichte der Reduktionsdiät:

(Siebenmal Mittag/Abendessen)

MITTAGESSEN:

ABENDESSEN:

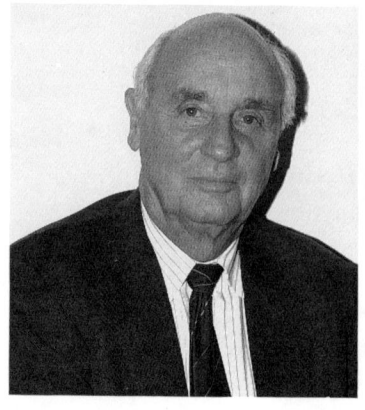 

»Die Rheuma-Diät — Das Kochbuch für Rheumakranke« schrieb für Sie:

Prof. Dr. med. Klaus Miehlke

Internist und Rheumatologe

Der ehemalige Ärztliche Direktor der renommierten Rheumaklinik Wiesbaden gilt als einer der profiliertesten deutschen Rheumafachärzte. Prof. Dr. Mielke ist u. a. Ehrenmitglied zahlreicher in- und ausländischer medizinischer Fachgesellschaften, Mitglied der New York Academy of Science sowie ständiger Schriftführer der Deutschen Gesellschaft für Innere Medizin. Als Rheumaspezialist ist er darüber hinaus Autor mehrerer medizinischer Fachbücher.

Die im Rezeptteil beschriebenen Gerichte hat für sie liebevoll zubereitet:

Engelbert Beule

Küchenmeister

Geboren in Ramsbeck/Hochsauerland, hat Engelbert Beule nach seiner Kochlehre in gastronomischen Spitzenbetrieben seine Qualifikation vervollkommnen können — so z. B. Hotel Rheinterrasse, Düsseldorf; Restaurant Gala, Aachen; Hotel Vieux Manoir, Murten/Schweiz. Seit seiner Prüfung zum Küchenmeister arbeitet er als Chefkoch in der Kur-Residenz »ANASTORIA«, Olsberg, dem Vertragshotel der Deutschen Aslan-Gesellschaft e. V.

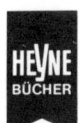 **HEYNE RATGEBER**

Medizinische Ratgeber/ Naturheil- kunde

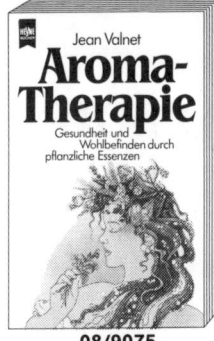

08/9075

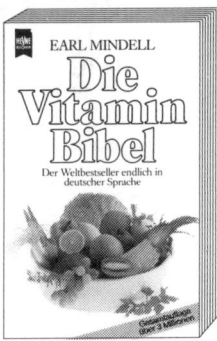

08/9056

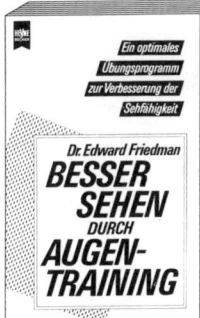

08/9197

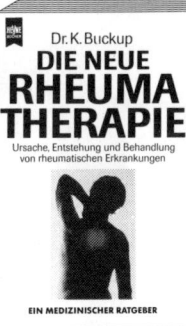

08/9209

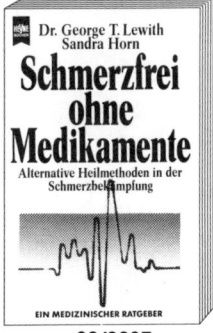

08/9207

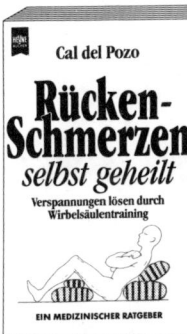

08/9219

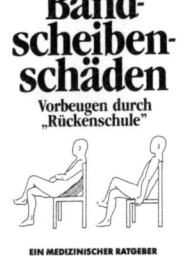

08/9058

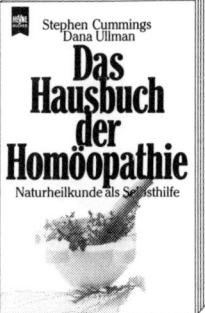

08/9088

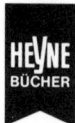

HEYNE RATGEBER

Das Kräuterbuch für die ganze Familie

Gesundheit aus der Natur mit Heilkräutern

Ein Familien-Kräuterbuch vor allem für Eltern, aber auch für alle, die die heilende Kraft der Kräuter praktisch in ihren Alltag integrieren wollen, um natürlicher und gesünder zu leben.

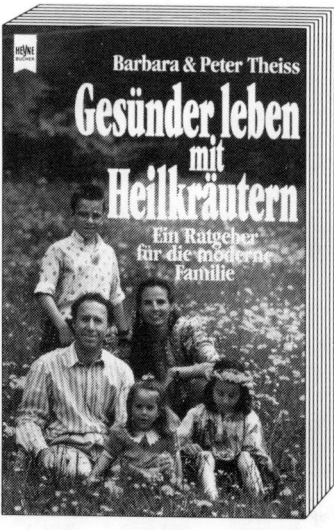

**Barbara & Peter Theiss:
Gesünder leben
mit Heilkräutern**
Originalausgabe
08/9201

Wilhelm Heyne Verlag München

HEYNE RATGEBER

HEYNE BÜCHER

Rat und Hilfe
bei den Krankheiten unserer Zeit

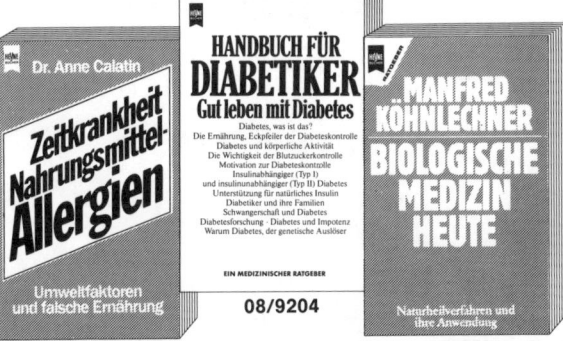

Dr. Anne Calatin

Zeitkrankheit Nahrungsmittel-Allergien

Umweltfaktoren und falsche Ernährung

08/9161

HANDBUCH FÜR DIABETIKER
Gut leben mit Diabetes

Diabetes, was ist das?
Die Ernährung, Eckpfeiler der Diabeteskontrolle
Diabetes und körperliche Aktivität
Die Wichtigkeit der Blutzuckerkontrolle
Motivation zur Diabeteskontrolle
Insulinabhängiger (Typ I) Diabetes
und insulinunabhängiger (Typ II) Diabetes
Unterstützung für natürliches Insulin
Diabetiker und ihre Familien
Schwangerschaft und Diabetes
Diabetesforschung · Diabetes und Impotenz
Warum Diabetes, der genetische Auslöser

EIN MEDIZINISCHER RATGEBER

08/9204

MANFRED KÖHNLECHNER

BIOLOGISCHE MEDIZIN HEUTE

Naturheilverfahren und ihre Anwendung

08/9281

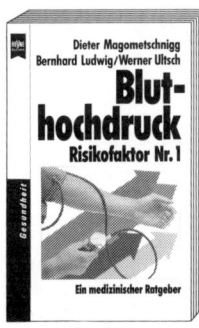

Dieter Magometschnigg
Bernhard Ludwig/Werner Ultsch

Blut-hochdruck
Risikofaktor Nr. 1

Ein medizinischer Ratgeber

08/9277

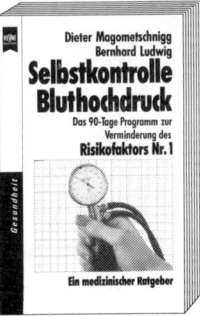

Dieter Magometschnigg
Bernhard Ludwig

Selbstkontrolle Bluthochdruck
Das 90-Tage Programm zur Verminderung des
Risikofaktors Nr. 1

Ein medizinischer Ratgeber

08/9352

Gesundheit

Über alle bei Heyne erschienenen Gesundheits-Ratgeber
informiert ausführlich das Heyne-Gesamtverzeichnis.
Sie erhalten es von Ihrer Buchhandlung
oder direkt vom Verlag.

Wilhelm Heyne Verlag München

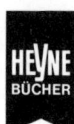

HEYNE KOCHBÜCHER

*Gesunde Küche
und
Biokost im
Heyne-
Taschenbuch.*

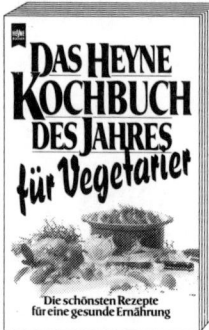

07/4568

07/4569

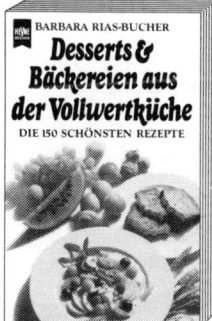

07/4576

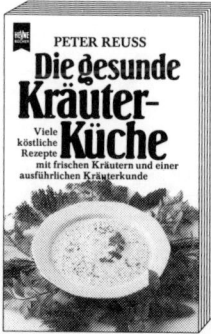

07/4495

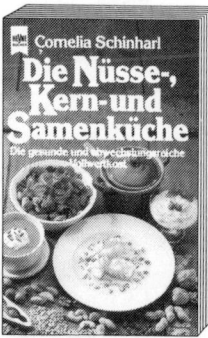

07/4559

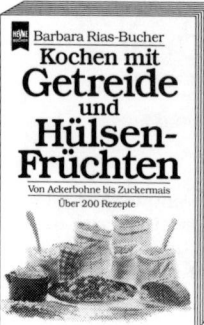

07/4459

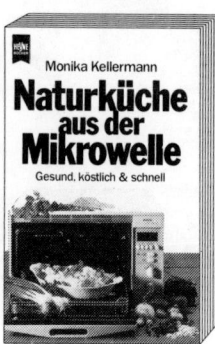

07/4498

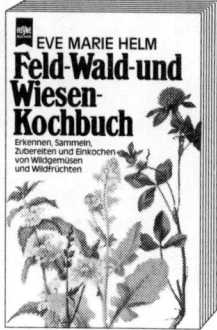

07/4295

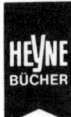

Gut leben lernen mit Diabetes

Millionen Menschen müssen mit Diabetes leben, aber sie können lernen, ein fast normales Leben zu führen, nach dem „Diabetes-Programm", das von dem Diabetes Center in Minneapolis entwickelt wurde.

Das Standardwerk für alle Diabetiker

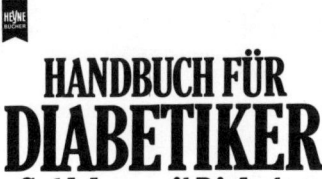

HANDBUCH FÜR
DIABETIKER
Gut leben mit Diabetes

Diabetes, was ist das?
Die Ernährung, Eckpfeiler der Diabeteskontrolle
Diabetes und körperliche Aktivität
Die Wichtigkeit der Blutzuckerkontrolle
Motivation zur Diabeteskontrolle
Insulinabhängiger (Typ I)
und insulinunabhängiger (Typ II) Diabetes
Unterstützung für natürliches Insulin
Diabetiker und ihre Familien
Schwangerschaft und Diabetes
Diabetesforschung · Diabetes und Impotenz
Warum Diabetes, der genetische Auslöser

EIN MEDIZINISCHER RATGEBER

08/9204

Wilhelm Heyne Verlag München

HEYNE RATGEBER

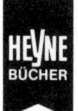

Gesundheit und Wohlbefinden
aus der Apotheke der Natur

Gesundheit

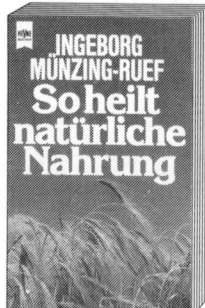

INGEBORG MÜNZING-RUEF
So heilt natürliche Nahrung

08/9023

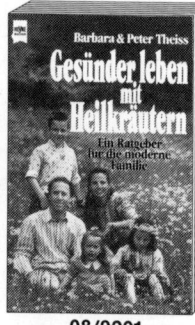

Barbara & Peter Theiss
Gesünder leben mit Heilkräutern
Ein Ratgeber für die moderne Familie

08/9201

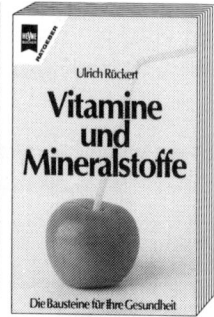

Ulrich Rückert
Vitamine und Mineralstoffe
Die Bausteine für Ihre Gesundheit

08/9276

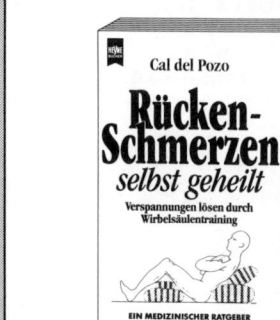

Cal del Pozo
Rücken-Schmerzen selbst geheilt
Verspannungen lösen durch Wirbelsäulentraining

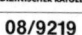

EIN MEDIZINISCHER RATGEBER

08/9219

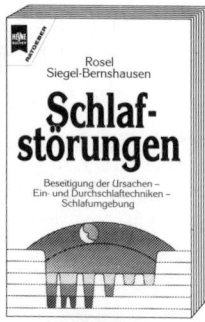

Rosel Siegel-Bernshausen
Schlaf-störungen
Beseitigung der Ursachen –
Ein- und Durchschlaftechniken –
Schlafumgebung

08/9267

**Über alle bei Heyne erschienenen Gesundheits-Ratgeber
informiert ausführlich das Heyne-Gesamtverzeichnis.
Sie erhalten es von Ihrer Buchhandlung
oder direkt vom Verlag.**

Wilhelm Heyne Verlag München

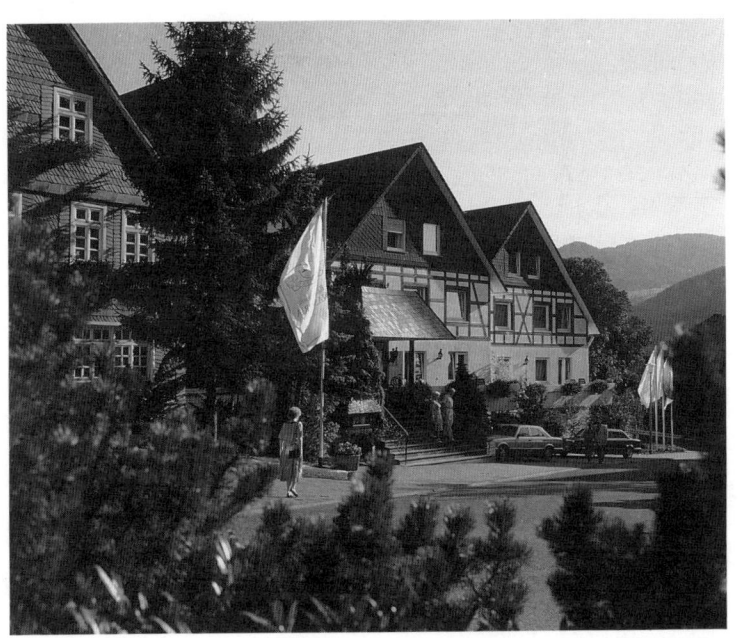

Deutsche Aslan-Geschellschaft e. V.
– Medizinisches Institut –

Mitten im waldreichen Hochsauerland befindet sich das Medizinische Institut der Deutschen Aslan-Gesellschaft e. V., untergebracht in der Kur-Residenz »ANASTORIA« in Olsberg.

Hier wird nach wissenschaftlichen Vorgaben die ASLAN-Originaltherapie durchgeführt: die von der weltberühmten Altersforscherin Prof. Dr. Ana Aslan entdeckte und weiterentwickelte Behandlungsmethode. Patienten aus aller Welt lassen sich in Olsberg bei rheumatischen und altersbedingten Leiden wie Arthrose, Arthritis, Gicht und anderen Verschleißkrankheiten exklusiv behandeln.

Die in diesem Buch dargestellte Rheuma–Diät wird im »ANASTORIA« als Unterstützung der ASLAN-Original-therapie eingesetzt. Der Chefkoch der Kur-Residenz, Engelbert Beule, hat die Rezepte mit entwickelt und aus-probiert.

Wenn Sie Fragen über die von Prof. Aslan entwickelte Original-Behandlungsmethode haben oder über ihr wis-senschaftliches Lebenswerk mehr wissen möchten, wen-den Sie sich bitte an:

Deutsche Aslan-Gesellschaft e. V.
Medizinisches Institut
Kirchstraße 12
D 5787 Olsberg

Telefon: (0 29 62) 30 85